U0397910

医学免疫学实验技术

主 编 葛 彦 王 勤

苏州大学出版社

图书在版编目(CIP)数据

医学免疫学实验技术 / 葛彦，王勤主编 . —苏州：
苏州大学出版社，2020.8(2024.12重印)
ISBN 978-7-5672-3235-8

Ⅰ.①医… Ⅱ.①葛… ②王… Ⅲ.①医学 － 免疫学
－ 实验 － 教材 Ⅳ.①R392−33

中国版本图书馆 CIP 数据核字(2020)第 128300 号

医学免疫学实验技术

葛 彦 王 勤 主编

责任编辑 倪 青

苏州大学出版社出版发行
(地址：苏州市十梓街 1 号 邮编：215006)
广东虎彩云印刷有限公司印装
(地址：东莞市虎门镇黄村社区厚虎路20号C幢一楼 邮编：523898)

开本 787 mm×1 092 mm 1/16 印张 8.25 字数 211 千
2020 年 8 月第 1 版 2024 年12月第 3 次印刷
ISBN 978-7-5672-3235-8 定价：28.00 元

《医学免疫学实验技术》
编委会

主　审　邱玉华

主　编　葛　彦　王　勤

副主编　孙　静　李　扬

编　者

居颂光（苏州大学免疫学系）

付忠琳（苏州大学转化医学研究院）

葛　彦（苏州大学免疫学系）

蒋敬庭（苏州大学附属第三医院肿瘤生物诊疗中心）

居颂文（南京医科大学附属苏州医院中心实验室）

李　扬（苏州大学免疫学系）

秦明德（苏州大学免疫学系）

施　勤（苏州大学附属第一医院骨科研究所）

孙　静（苏州大学免疫学系）

王　勤（苏州大学免疫学系）

谢　炜（苏州大学免疫学系）

周　璇（苏州大学免疫学系）

朱华亭（苏州大学免疫学系）

朱一蓓（苏州大学免疫学系）

前　　言

本书是一本供高等医学院校本科生、研究生及其他相关人员使用和参考的实验技术指导教材。考虑到免疫学的迅速发展及其与其他学科的交叉、渗透与融合，编者在 2011 年苏州大学出版社出版的《医学免疫学实验技术》一书的基础上，增添了许多新的内容，提供了更丰富、更实用的实验研究方法。

本书共收录了免疫学相关实验 48 个，其中免疫细胞的分离和制备实验 12 个，免疫学示踪技术实验 10 个，淋巴细胞亚群分析实验 6 个，免疫细胞功能检测实验 13 个，抗体制备实验 3 个，动物模型的构建实验 4 个。编者不仅考虑到了教学大纲的要求，还考虑到了免疫学迅速发展的需要及新的分析手段的不断涌现。因此，在前者的基础上，编者引入了肿瘤免疫治疗的重要手段——嵌合抗原受体修饰 T 细胞的制备，以及干细胞和黏膜免疫等前沿研究内容，如骨髓间充质干细胞的培养及鉴定、小鼠小肠隐窝的分离和培养等实验内容。随着流式分析和分选技术在生物医学领域的广泛应用，编者对相关实验进行了补充和调整，通过免疫细胞亚群分析详细阐述了流式细胞分析技术的应用，并详细介绍了流式分选技术的原理、手段和应用。

本书借鉴了众多编者多年来在国内外所从事的科研工作的经验，条理清晰、简明扼要，结果分析示例直观、形象，方便读者掌握实验过程、了解关键操作技术及注意事项，从而达到知其然并知其所以然的学习效果。

限于编者的水平和经验，书中可能存在不妥和疏漏之处，恳请读者批评指正。

邱玉华

2020 年 5 月 5 日

目 录 / CONTENTS

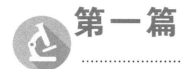

第一篇

免疫细胞的分离和制备

实验一　外周血单个核细胞的分离

一、目的要求

1. 掌握外周血单个核细胞分离的原理和实际操作方法。
2. 掌握离心机及显微镜等仪器的使用方法。

二、实验原理

外周血单个核细胞（peripheral blood mononuclear cell，PBMC）包括淋巴细胞和单核细胞，是免疫学实验中最常用的细胞群体。获取高纯度高活力的 PBMC 是进一步分离纯化 T、B 淋巴细胞的基础，是开展免疫学细胞学实验的前提。采用最多也最简便实用的方法是密度梯度离心法。

PBMC 的体积、形状和比重与其他血细胞不同。红细胞和粒细胞的比重较大，为 1.092 左右；淋巴细胞和单核细胞的比重为 1.075～1.090；血小板的比重较小，为 1.030～1.035。利用一种比重为 1.077±0.001、接近等渗的淋巴细胞分离液（Ficoll 液）进行密度梯度离心，可使一定比重的不同细胞群体按相应的密度梯度分布，从而将各种血细胞加以分离（图 1-1-1）。

采用本法分离获得的细胞纯度可达 95%，细胞得率可达 80% 以上。

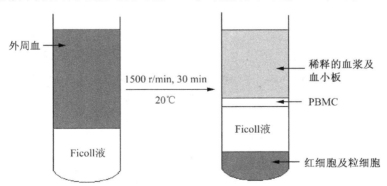

图 1-1-1　密度梯度离心法分离外周血单个核细胞原理图

三、实验材料

1. 肝素抗凝的人外周血。
2. 淋巴细胞分离液（Ficoll 液）：聚蔗糖-泛影葡胺分层液。
3. HBSS（Hanks 平衡盐溶液）。
4. 倒置显微镜。
5. 离心机。
6. 华氏管、吸管、吸球、移液枪、吸头、血球计数板及盖玻片等。

四、实验方法

1. 无菌抽取肝素抗凝外周血 10 mL，放入离心管中，用 Hanks 液稀释外周血 1～2 倍，并用吸管反复抽吸将其混匀，避免产生气泡。
2. 吸取 3 mL Ficoll 液，加入华氏管中。
3. 用吸管吸取 6 mL 稀释的外周血，在距 Ficoll 分离液液面上 1 cm 处，沿倾斜的试管壁缓缓加入，使稀释血液重叠于分离液上，二者之和不超过离心管高度的 4/5。
4. 18 ℃～22 ℃条件下，以 1500 r/min（400×g）的转速离心 30 min。离心完毕，可见试管中的液体分为 4 层。最上层为血浆，富含血小板；第二层为白膜层，主要含 PB-MC；第三层为分离 Ficoll 液；第四层为粒细胞和红细胞，红细胞沉于管底。
5. 吸弃最上层的血浆后，用吸管沿试管壁周缘轻轻吸取单个核细胞层，移入另一试管中。
6. 加入 5 倍以上体积的 Hanks 液，充分混匀，以 1800 r/min 的转速离心 10 min，吸弃上清。
7. 重复洗涤 1 次，以 1200 r/min 的转速离心 10 min，吸弃上清。
8. 加入适量的 Hanks 液重悬细胞，用移液枪取细胞悬液约 20 μL，置于血球计数板内。
9. 在显微镜下，用 10×物镜观察计数板四角大方格中的细胞数（细胞压线时，计上不计下，计左不计右）（图 1-1-2）。
10. 将计数结果代入下式，得出细胞密度：

$$细胞数/毫升原液=（四大格细胞数之和/4）×10^4$$

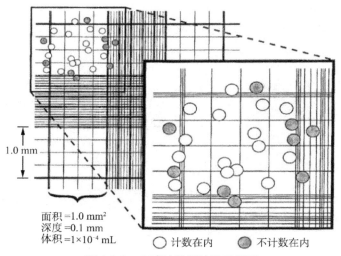

图 1-1-2　血球计数板计数示意图

五、注意事项

1. 温度可直接影响 Ficoll 液的比重和分离效果，Ficoll 液的比重在 18 ℃~22 ℃时为 1.077 ± 0.001，所以在实验之前，将实验所需 Ficoll 液置于室温下 15~20 min，使其温度达到 18 ℃左右。

2. 在 Ficoll 液液面上加稀释的外周血时，动作要轻，应缓慢加入，以免冲散分离液面或与分离液混合而影响分离效果。

3. 吸取单个核细胞层时，应避免吸出过多的上清液而导致血小板污染。

4. 取样计数前，应充分混匀细胞悬液，加样量不要溢出盖玻片或带有气泡，以免影响计数的准确性。

5. 本法要求细胞浓度不低于 $10^4/mL$。

六、思考题

1. 用 Ficoll 液分离离心时，为什么要保持适当的温度、速度和时间？

2. 如果要从获得的 PBMC 中进一步分离纯化 T、B 淋巴细胞，可采用哪些方法？

推荐阅读文献：

［1］KIZHAKEYIL A，ONG S T，FAZIL MHUT，et al. Isolation of human peripheral blood T-lymphocytes［J］. Methods Mol Biol，2019，1930：11-17.

［2］FUSS I J，KANOF M E，SMITH P D，et al. Isolation of whole mononuclear cells from peripheral blood and cord blood［J］. Curr Protoc Immunol，2009，85（1）：7.1.1-7.1.8.

（朱一蓓）

实验二 人外周血单核细胞来源树突状细胞的制备

一、目的要求

1. 掌握从人单核细胞诱导树突状细胞的原理。

2. 了解体外诱导树突状细胞形成的方法和树突状细胞的鉴定。

二、实验原理

树突状细胞（dendritic cell，DC）是目前已知的体内功能最强的抗原提呈细胞。DC 成熟时细胞表面具有树枝状突起。DC 是连接固有免疫应答和适应性免疫应答的重要纽带。DC 能够识别、摄取和加工处理抗原，并将抗原肽提呈给初始 T 细胞，参与 T 细胞活化和免疫功能调节。

体内 DC 是个异质性群体，来源多样。经典 DC 来源于骨髓共同髓样前体，浆细胞样 DC 来源于骨髓共同淋巴样前体，滤泡 DC 来源于间充质祖细胞。DC 在体内分布广泛，但在组织中含量极少。在体外通过对其前体细胞诱导分化获得大量 DC 是研究和应用 DC 的重要途径。外周血单核细胞和 CD34$^+$干细胞是常用的 DC 前体细胞。本实验介绍一种常用的 DC 制备方法：以外周血单核细胞为前体，采用粒细胞-巨噬细胞集落刺激因子（GM-CSF）、白细胞介素（IL）-4 和肿瘤坏死因子（TNF）-α 等细胞因子组合诱导单核细胞分化成树突状细胞。GM-CSF 可促进单核细胞分化为不成熟树突状细胞和粒细胞，IL-4 可抑制单核细胞分化为粒细胞，GM-CSF 联合 IL-4 可促进单核细胞分化为不成熟树突状细胞，TNF-α 和 CD40L 等因子则可促进树突状细胞成熟。

体外诱导培养的细胞可根据其是否具有树突状形态，细胞表面 CD40、人白细胞 DR 抗原（HLA-DR）、CD86 等膜分子的表达以及对初始 T 细胞是否具有激活能力等进行鉴定，确认其是否已成为 DC。而吞噬抗原能力的强弱和细胞膜是否高表达 CD83 分子是区分不成熟 DC 和成熟 DC 的重要指标。

三、实验材料

1. 淋巴细胞分离液（Ficoll 液）。
2. RPMI 1640 培养液。
3. 胎牛血清（FCS）。
4. PBS（不含 Ca^{2+}、Mg^{2+}）。
5. 人外周血。
6. DC 培养基 I：RPMI 1640 含 10%FCS、50 ng/mL GM-CSF 和 10 ng/mL IL-4。
7. DC 培养基 II：RPMI 1640 含 10% FCS、50 ng/mL GM-CSF、10 ng/mL IL-4 和 20 ng/mL TNF-α。
8. 荧光素标记的鼠抗人 CD83、CD40、HLA-DR、CD86 单克隆抗体。
9. 温控低速离心机。
10. 倒置显微镜。
11. 细胞计数板、离心管及塑料培养板等。

四、实验方法

1. 按外周血单个核细胞分离实验中的方法分离获得人 PBMC。
2. 调节细胞浓度为 10^6/mL，在 6 孔板中每孔加 2 mL，5% CO$_2$、37 ℃条件下培养，3 h 后吸去悬浮细胞，并用 37 ℃预温新鲜培养液轻轻洗去未贴壁的细胞，留下贴壁细胞。
3. 未成熟 DC 的诱导：加入 DC 培养基 I（3 毫升/孔），每 2 天半量换液 1 次，培养 5 d。
4. 成熟 DC 的诱导：加入 DC 培养基 II（3 毫升/孔）。
5. DC 形态观察和表型检测。光镜下，树突状细胞比淋巴细胞大，直径 10~20 μm，有许多刺状突起，分布于细胞表面。培养 7 d 后，收集所诱导的细胞，采用免疫荧光标记和流式细胞术检测细胞 CD83、CD40、HLA-DR 和 CD86 等分子的表达。

结果示例见图 1-2-1。

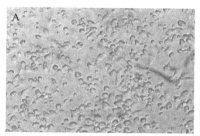
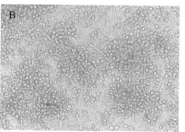

体外培养的单核细胞　　　　　　　　体外经GM-CSF和IL-4诱导的DC

图 1-2-1　体外培养的单核细胞及树突状细胞的形态（×20）

五、注意事项

1. 分离单核细胞时，应将外周血进行合理的稀释，并将 Ficoll 液预先置于室温条件下平衡。PBMC 贴壁后使用的冲洗液应在 37 ℃下预温，冲洗应轻柔。

2. 如需利用高纯度（纯度>95%）的单核细胞作为诱导树突状细胞的前体细胞，则可利用免疫磁珠标记的鼠抗人 CD14 单克隆抗体及免疫磁珠分离系统分离获取单核细胞。

3. 由于 DC 表面毛糙，且不成熟 DC 具有极强的吞噬功能，应注意在冰上进行免疫荧光标记操作，进而采用流式细胞术分析 DC 表型。

4. 操作过程中严格注意无菌操作。

六、思考题

1. 目前还有哪些常用的诱导人树突状细胞形成和成熟的方法？

2. 人树突状细胞的功能有哪些？根据其功能可将树突状细胞分为哪些亚群？

3. 体外评估人树突状细胞功能的常用方法有哪些？

4. 人树突状细胞有哪些应用？

推荐阅读文献:

［1］JU S W, JU S G, GE Y, et al. A novel approach to induce human DCs from monocytes by triggering 4-1BBL reverses signaling ［J］. Int Immunol, 2009, 21 (10): 1135-1144.

［2］DHARMADHIKARI B, NICKLES E, HARFUDDIN Z, et al. CD137L dendritic cells induce potent response against cancer-associated viruses and polarize human CD8[+] T cells to Tc1 phenotype ［J］. Cancer Immunol Immunother, 2018, 67 (6): 893-905.

（居颂光）

实验三　小鼠腹腔细胞及巨噬细胞的制备

一、目的要求

1. 掌握小鼠腹腔巨噬细胞的获取方法。
2. 了解小鼠腹腔巨噬细胞的作用及用途。

二、实验原理

单核-巨噬细胞不仅是重要的固有免疫应答细胞，还是连接固有免疫应答和适应性免疫应答的"桥梁"细胞。单核-巨噬细胞的分离和检测对体内外评估机体的免疫功能和应用单核-巨噬细胞进行免疫干预具有重要意义。从小鼠腹腔可获得大量以巨噬细胞为主的腹腔细胞用于免疫学研究。利用 37 ℃预温的 RPMI 1640 培养液冲洗腹腔，可诱导腹腔巨噬细胞游出并进入洗液；由于单核-巨噬细胞具有强烈黏附塑料器皿的特性，可将抽出腹腔的巨噬细胞置入冰上预冷的容器并用预冷 PBS 缓冲液洗涤，以防止巨噬细胞在操作过程中损耗。在获得腹腔细胞后，可利用贴壁法去除非贴壁细胞而富集巨噬细胞。如需要更多量的巨噬细胞，可通过预先向小鼠腹腔注射刺激剂降植烷（Pristane）或无菌液状石蜡油等诱导腹腔炎症，从而促使巨噬细胞大量渗出。

三、实验材料

1. 6~8 周龄的小鼠。
2. RPMI 1640 培养液。
3. 胎牛血清。
4. PBS（不含 Ca^{2+}、Mg^{2+}）。
5. 降植烷（Pristane）。
6. 0.4%的台盼蓝染液。
7. 温控低速离心机。
8. 显微镜。
9. 细胞计数板、离心管、6 孔塑料培养板、50 mL 的塑料针筒、剪刀与镊子等。

四、实验方法

1. 取 6~8 周龄的小鼠，用 75%的乙醇消毒腹部皮肤后，向腹腔注射刺激剂降植烷 0.5 mL，3~4 d 后收集腹腔细胞。如要收集腹腔静止巨噬细胞，则不注射降植烷。
2. 处死小鼠，浸入 75%的乙醇中消毒 3~5 min。
3. 仰卧位固定小鼠，沿腹部中线剪开小鼠腹部皮肤，暴露腹壁肌肉。
4. 用 50 mL 的注射器吸取 20 mL 37 ℃预温的 RPMI 1640 培养液，一手持镊子轻轻提起腹壁，另一手持注射器将针尖刺入腹腔。
5. 向腹腔推入 10 mL RPMI 1640 培养液，轻弹小鼠腹部，将针尖进至肝肾隐窝最低点，回吸洗液。如此迅速反复冲洗腹腔 5 次，尽量将洗液抽出。

6. 迅速将洗液转移至预先置于冰上的 50 mL 离心管内，以 1000 r/min 的转速在 4 ℃下离心 5 min，弃上清。

7. 用 PBS 洗涤细胞 3 次，每次以 1000 r/min 的转速在 4 ℃下离心 5 min。

8. 弃上清，用预冷的含有 10 %胎牛血清的 RPMI 1640 培养液重悬细胞至浓度为 $2 \times 10^5/mL$。

9. 采用贴壁法富集巨噬细胞：

（1）按 $4 \times 10^5/cm^2$ 的密度将所获取的腹腔细胞接种于 6 孔塑料培养板，37 ℃、5% CO_2 条件下培养 2 h。

（2）轻轻晃动培养板，吸取培养上清，用 37 ℃预温的 RPMI 1640 培养液轻轻洗涤培养孔 3 次。

（3）用冰上预冷的 PBS（不含 Ca^{2+}、Mg^{2+}）冲洗培养孔，将贴壁细胞冲洗下来后迅速转移至置于冰上预冷的离心管中，以 1000 r/min 的转速在 4 ℃下离心 5 min，弃上清。

（4）用预冷的含有 10%胎牛血清的 RPMI 1640 培养液重悬细胞至所需浓度备用，并用台盼蓝拒染法检测活细胞比例。

五、注意事项

1. 在腹腔细胞冲洗、洗涤以及重悬的操作过程中，注意实验器材和溶液的预冷，防止巨噬细胞贴附于实验器皿而导致细胞损耗。

2. 操作过程中严格注意无菌操作。

六、思考题

1. 怎样确定腹腔巨噬细胞纯度？
2. 除上述方法外，还有哪些获得单核-巨噬细胞的途径？
3. 除了贴壁法外，还有哪些方法可以富集或纯化单核-巨噬细胞？

（居颂光）

实验四　巨噬细胞的诱导和亚群分析

一、目的要求

1. 掌握巨噬细胞的分类和特性。
2. 了解巨噬细胞亚群的诱导方法。

二、实验原理

由于组织环境的多样性，巨噬细胞可以发生不同性质的改变，成为具有不同表型和功能特征的亚群。活化的巨噬细胞至少包括 2 种类型：① 经典途径活化的巨噬细胞 caMphi，又称为 M1 型巨噬细胞。M1 型巨噬细胞能分泌一氧化氮（NO）、反应氧中介物等杀伤分子，杀伤感染病原体和肿瘤细胞。② 替代途径活化的巨噬细胞 aaMphi，又称为 M2 型巨噬细胞。M2 型巨噬细胞产生很少的 NO 和 IL-12，呈递抗原的能力很弱，具有抑制 T 细胞增殖和抑制 DC 细胞功能的作用。M1 型巨噬细胞分泌细胞因子如 IL-1β、TNF、IL-12 和 IL-18 等，它们表达高水平的主要组织相容性复合体 Ⅱ 类（MHC-Ⅱ）和 CD68、CD80、CD86 共刺激分子。M1 型巨噬细胞内激活诱导型一氧化氮合酶（NOS2 或 iNOS）产生 NO。因此在特定条件下，M1 型巨噬细胞可加剧炎症反应过程。当然，这些巨噬细胞也具有吞噬大量病原体的能力，并能杀死细胞内的细菌。因此，M1 型巨噬细胞具有很强的杀死微生物的特性，但是这些特性也容易引起组织破坏。M2 型巨噬细胞在对寄生虫清除、组织重塑、血管生成和过敏性疾病的反应中起着核心作用，但是涉及的一些机制尚未被阐明。该群体的特征在于巨噬细胞甘露糖受体（MMR）的表达，即 CD206。CD163 与转录因子 c-Maf 联合使用，也能作为 M2 型巨噬细胞的标志物。

除了经典的 M1 型和 M2 型巨噬细胞外，巨噬细胞还有一些其他亚群。肿瘤相关巨噬细胞（tumor associated macrophage，TAM）是肿瘤微环境的重要组成部分。以往研究认为 TAM 是一种重要的抗肿瘤效应细胞。肿瘤为逃避活化巨噬细胞的杀伤作用而迫使其功能发生改变，例如，从 M1 型向 M2 型的表型和功能分化，从而有利于肿瘤的进展。在此过程中，巨噬细胞已经不是机体抗肿瘤的效应细胞。与之相反，M2 型巨噬细胞表达的炎症因子、趋化因子、促血管生长因子和促淋巴管生长因子等，均具有促进肿瘤发展的效应。因此，TAM 在肿瘤组织的浸润中发挥了重要的免疫抑制作用。从严格意义上说，TAM 并不被认为是巨噬细胞中的一个亚群，TAM 是与特定病理情况相关的巨噬细胞，其活化状态类似 M2 型巨噬细胞（图 1-4-1）。

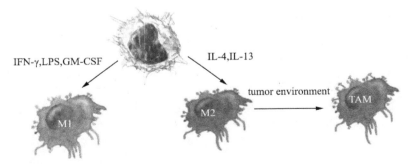

IFN-γ,LPS,GM-CSF   IL-4,IL-13

tumor environment   TAM

M1   M2

Marker: CD11c,MHC-II molecule,ly6c;
Cytokine: IL-12,IL-18,IL-1 ,TNF-α;
Function:
Th1 response,
host defense,
anti-tumor immunity.

Marker: CD206;
Cytokine: Arginase 1,IL-10;
Function: Th2 response,
tissue remodeling,
angiogenesis,
inhibit adaptive response,
tumor progression.

Cytokine: IL-10,TGF-β;

Function:Tumor progression.

图 1-4-1　巨噬细胞分化方向

三、实验材料

本实验以诱导单核细胞株向 M1 型和 M2 型巨噬细胞分化为例，介绍巨噬细胞亚群的诱导方法和检测方法，实验材料如下：

1. 超净工作台。

2. CO_2 恒温培养箱。

3. 光学显微镜。

4. 流式细胞检测仪。

5. PCR 仪。

6. 胎牛血清。

7. RPMI 1640 培养基。

8. 0.25%的胰蛋白酶。

9. 青-链霉素。

10. 佛波酯（12-O-teteadecanoylphorbol-13-acetate，PMA）。

11. 重组人干扰素（interferon-γ，IFN-γ）。

12. 重组人脂多糖（lipopolysaccharide，LPS）。

13. 重组人 IL-4（interleukin-4）。

14. 重组人 IL-13（interleukin-13）。

15. 抗人 CD206 单克隆抗体。

16. 抗人 DR 单克隆抗体。

17. 酶联免疫吸附测定（ELISA）检测试剂盒（IL-10、TNF-α）。

18. 人外周血单核细胞系 THP-1 细胞（该细胞系来源于急性单核细胞性白血病患者，可被佛波酯诱导分化成为巨噬细胞）。

四、实验方法

1. 复苏 THP-1 细胞后，更换新鲜的完全培养基，观察细胞状态，及时更换培养基传代至细胞状态恢复良好。

2. 将处于对数生长期的 THP-1 细胞种植于细胞培养皿中，加入 PMA，放入 37 ℃、5% CO_2 细胞培养箱内。

3. 刺激细胞 24 h 后，观察细胞。细胞由悬浮状态转变为贴壁状态，伸出伪足，即为 M0 型巨噬细胞。

4. 向 M0 型巨噬细胞培养液中加入重组 LPS 及重组人 IFN-γ，使其均匀分布于培养皿中，混匀后继续放入 37 ℃、5% CO_2 细胞培养箱内 18 h，诱导为 M1 型巨噬细胞。

5. 向 M0 型巨噬细胞培养液中加入重组人 IL-4 和重组人 IL-13，使其均匀分布于培养皿中，继续放入 37 ℃、5% CO_2 细胞培养箱内 18 h，诱导为 M2 型巨噬细胞。

6. 收集各类型细胞，洗涤后分别与 CD206（MMR）及 DR 直标抗体孵育 30 min，洗涤后收集细胞，经流式细胞仪检测 CD206^{high}DR^{low} 为有 M2 型巨噬细胞表型的 TAM。收集细胞培养的上清，采用 ELISA 法检测 IL-10、TNF-α 含量。提取细胞总 RNA，进行 cDNA 合成。加入 iNOS 上下游引物和内参引物进行聚合酶链式反应（PCR），分析 iNOS 的表达，高表达为 M1 型巨噬细胞，低表达为 M2 型巨噬细胞。

实验结果示例见图 1-4-2。

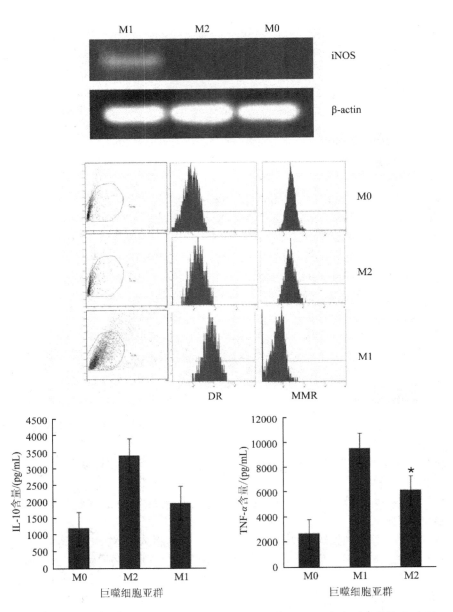

M1 型巨噬细胞内高表达 iNOS，膜上高表达 DR 分子，低表达 CD206 分子，分泌高水平 TNF-α；
M2 型巨噬细胞内低表达 iNOS，膜上高表达 CD206 分子，低表达 DR 分子，分泌高水平 IL-10。

图 1-4-2　巨噬细胞诱导分化

五、注意事项

1. 细胞培养需要调整细胞至状态良好，取对数生长期细胞做诱导实验。
2. 贴壁细胞的消化要适度，胰蛋白酶使用要适量。
3. 收集各个诱导状态的细胞时，要保证检测实验所需数量，每组 10^7 个。
4. 细胞因子不能反复冻融。

六、思考题

1. 巨噬细胞不同亚群的检测指标是什么，各使用什么检测方法？
2. 肿瘤相关巨噬细胞的表型和功能是什么？

参考文献：

［1］GOCHEVA V, WANG H W, GADEA B B, et al. IL-4 induces cathepsin protease activity in tumor-associated macrophages to promote cancer growth and invasion［J］. Genes & Dev, 2010, 24（3）：241-255.

［2］CHÁVEZ-GALÁN L, OLLEROS M L, VESIN D, et al. Much more than M1 and M2 macrophages, there are also CD169（+）and TCR（+）macrophages［J］. Front Immunol, 2015, 6：263.

（孙　静）

实验五　肿瘤浸润 T 淋巴细胞的分离

一、目的要求

1. 掌握通过消化肿瘤组织来获得单细胞悬液的原理和方法。
2. 了解富集和纯化肿瘤浸润 T 淋巴细胞的原理和方法。

二、实验原理

肿瘤微环境中的 T 淋巴细胞和肿瘤细胞相互作用，在肿瘤的发生、发展、转移等过程中发挥重要作用。分离获取肿瘤浸润 T 淋巴细胞对于探讨肿瘤免疫病理机制和肿瘤免疫治疗具有重要意义。本实验选取黑色素瘤荷瘤小鼠模型，切取肿瘤组织后，采用胰蛋白酶和胶原酶等消化肿瘤组织，制备单细胞悬液，利用密度梯度离心法分离、富集肿瘤浸润淋巴细胞，进而通过流式细胞分选术获得高纯度的肿瘤浸润 T 淋巴细胞。

三、实验材料

1. 淋巴细胞分离液（Ficoll 液）。
2. RPMI 1640 培养液。
3. 胎牛血清（FCS）。
4. PBS（不含 Ca^{2+}、Mg^{2+}）。
5. 0.29% 的胰蛋白酶、胶原酶和透明质酸酶消化液（0.27% 的 I 型胶原酶、0.025% 的透明质酸酶、1% 的 DNA 酶和 0.01% 的 HEPES 溶解于 RPMI 1640 培养液中）。
6. 100 目筛网。
7. 温控低速离心机。
8. 倒置显微镜。

9. 细胞计数板。

10. 15 mL 的离心管。

11. 24 孔塑料培养板。

12. 手术刀片、组织剪、镊子。

13. 10~12 周龄的 C57BL/6 品系小鼠。

四、实验方法

1. 按每只小鼠 $1×10^5$ 的用量，将小鼠黑色素瘤细胞株 B16-F0 接种至小鼠胁腹部皮下。

2. 待瘤体形成并生长至合适大小后，处死小鼠，切取肿瘤组织，并用组织剪剪成小于 $1\ mm^3$ 的小块。

3. 将剪碎的组织置于 24 孔培养板中，加入 1 mL 0.29% 的胰蛋白酶，37 ℃ 下放置 2 h。

4. 轻轻吸取并丢弃培养孔中的液体，加入 1 mL 胶原酶和透明质酸酶消化液，37 ℃ 下放置 2 h。

5. 用吸管用力吹打经消化处理的肿瘤组织，使之形成细胞悬液。

6. 将筛网置于 15 mL 的离心管管口，吸取消化后的细胞悬液滴至筛网上过滤。

7. 以 1500 r/min 的转速离心后弃上清，用 4 mL PBS 重悬细胞，将细胞悬液加至 Ficoll 液面上，参照本篇实验一中的密度梯度离心法，离心后吸取云雾层细胞，即获得富集后的肿瘤浸润淋巴细胞。

8. 用 PBS 洗涤上述细胞 2 遍后，参照细胞膜免疫荧光标记的方法，加入 FITC-CD45、PE-CD3、PE/cy5-CD4、APC-CD8 等不同荧光标记的单抗，通过流式分选术获得肿瘤浸润 T 淋巴细胞及其 $CD4^+$ 和 $CD8^+$ T 亚群细胞。

五、注意事项

1. 肿瘤组织在被消化前应剪成小组织块，以利于后续的消化。

2. 如肿瘤组织较大，则须加大胰蛋白酶、胶原酶和透明质酸酶消化液的用量。

3. 胰蛋白酶、胶原酶和透明质酸酶消化液配制完成后，应在 -80 ℃ 条件下贮存。

4. 分离纯化的肿瘤浸润 T 淋巴细胞如需进一步培养，则应严格注意无菌操作。

六、思考题

1. 目前还有哪些常用的获得肿瘤浸润淋巴细胞和 T 淋巴细胞的方法？

2. 肿瘤浸润 T 淋巴细胞在肿瘤免疫治疗中有何应用？

推荐阅读文献：

［1］DANAHY D B, JENSEN I J, GRIFFITH T S, et al. Cutting edge：polymicrobial sepsis Has the capacity to reinvigorate tumor-infiltrating CD8 T cells and prolong host survival ［J］. J Immunol, 2019, 202（10）：2843-2848.

［2］SCHWARTZ A L, NATH P R, RIDOUR L A, et al. Antisense targeting of CD47 enhances human cytotoxic T-cell activity and increases survival of mice bearing B16 melanoma when combined with anti-CTLA4 and tumor irradiation ［J］. Cancer Immunol Immunother, 2019, 68（11）：1805-1817.

（居颂光）

实验六　嵌合抗原受体修饰 T 细胞的制备

一、目的要求

1. 掌握 CAR-T 细胞制备的工作原理和实验方法。
2. 了解 CAR-T 细胞疗法的进展及临床应用。

二、实验原理

嵌合抗原受体修饰 T 细胞（chimeric antigen receptor modified T-cells，CAR-T）是通过从患者血液中获得 T 细胞并对其进行工程化修饰以表达 CAR，然后将 T 细胞重编程为靶向肿瘤的细胞。CAR 分子是一类人工构建的表达于细胞膜的嵌合抗原受体，依靠抗原受体识别的特异性获得识别肿瘤细胞表面特定抗原的能力，并通过 CAR 分子胞内的激活段（CD3ζ 链）获得 T 细胞激活功能（第一代 CAR）。目前应用较多的是第二代 CAR，通过引入共刺激分子（costimulatory molecule，CM），可改善第一代 CAR 因为只有一个活化结构域而只能引起短暂的 T 细胞增殖和较少的细胞因子分泌，不能提供长时间的 T 细胞扩增信号和持续的体内抗肿瘤效应的不足。第三代和第四代 CAR 共刺激信号更多，可促进 T 细胞分泌更多的细胞因子，但它们在体内的免疫反应也更加强烈，安全性和有效性方面尚存在问题（图 1-6-1）。

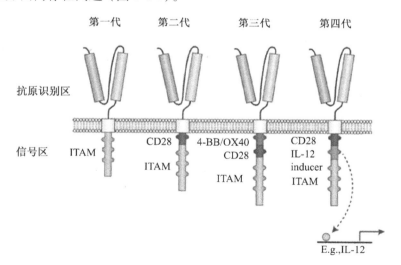

图 1-6-1　嵌合抗原受体修饰 T 细胞的发展历程

完整的 CAR-T 细胞制备流程包括 PBMC 分离、慢病毒的制备与病毒滴度检测，以及 CAR-T 细胞的构建、扩增与鉴定（图 1-6-2）。

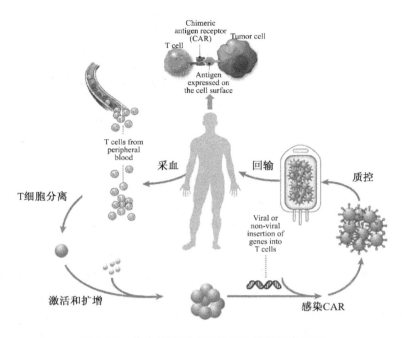

图 1-6-2　嵌合抗原受体修饰 T 细胞的制备流程

　　包装病毒有很多种，常见的有慢病毒和腺病毒。慢病毒（lentivirus）是逆转录病毒的一种，可用于感染依靠传统转染试剂难以转染的细胞系，如原代细胞、悬浮细胞和处于非分裂状态的细胞，并且在感染后可以整合到受感染细胞的基因组，进行长时间的稳定表达。腺病毒（adenovirus，Ad）是一种无包膜的线状双链 DNA 病毒，其复制不依赖于宿主细胞的分裂。Ad 几乎可以感染所有类型的细胞，可以获得复制缺陷型（E1 和 E3 缺失）的腺病毒。它的病毒滴度高，产生的病毒经过浓缩后滴度可以达到 10^{12} PFU/mL（plaque forming unit，PFU）。腺病毒载体感染宿主的范围比较广，制备容易，操作简单；感染细胞时，不整合到染色体中，不存在激活致癌基因或插入突变等危险，生物安全性高。两种病毒载体系统的比较见表 1-6-1。

表 1-6-1　慢病毒载体系统和腺病毒载体系统的比较

	慢病毒载体系统	腺病毒载体系统
病毒基因组	RNA 病毒	双链 DNA 病毒
复制	自主复制	自主复制
是否整合	病毒基因组整合于宿主基因组，长时间、稳定表达外源基因	病毒基因组游离于宿主基因组外，瞬时表达外源基因
感染细胞类型	感染分裂细胞和不分裂细胞，适用于难以转染的原代细胞（如神经细胞）及体内实验	感染分裂细胞和不分裂细胞
表达丰度	中水平表达	高水平表达
表达时间	慢（1~3 d）	快（1~2 d）
滴度	滴度最高可达 10^8 PFU/mL	滴度最高可达 10^{11} PFU/mL
克隆容量	插入不超过 8 kb 的外源片段，滴度随插入片段长度增加而降低	插入高达 8 kb 的外源片段，滴度随插入片段长度增加而降低
免疫原性	低免疫原性	高免疫原性

CAR-T 细胞在部分血液系统肿瘤治疗中已获得理想的疗效。然而，在实体肿瘤治疗中，其疗效仍有待进一步提高（表 1-6-2）。目前，针对 CAR-T 细胞治疗所面临的挑战是：寻找特异性更高、刺激作用更强的肿瘤抗原分子，以克服恶性肿瘤中的抗原丢失复发；提高实体瘤中 CAR-T 细胞的安全性，可通过导入自杀基因或功能增强基因，使其在可控的条件下诱导发挥抗肿瘤效应；加强共刺激信号的组合等。同时结合其他肿瘤治疗手段，制订合理的联合治疗方案，是未来基于 CAR-T 细胞治疗技术的肿瘤免疫治疗新策略。

表 1-6-2 CAR-T 细胞的作用机制及临床疗效

肿瘤类型	CAR-T 细胞的作用机制	临床疗效
淋巴细胞性白血病	特异性识别肿瘤抗原 CD19 分子，并通过 CD28 及 CD137 等分子的共刺激信号增强 T 细胞的抗肿瘤效应	临床缓解率高，CAR-T 细胞在体内存活时间长
粒细胞性白血病	特异性识别 LeY 肿瘤抗原，并通过 CD28 分子产生的共刺激信号加强 T 细胞的抗肿瘤作用	临床缓解率高，CAR-T 细胞在体内存活时间长
非霍奇金淋巴瘤	特异性识别肿瘤抗原 CD20 分子，并通过 CD28 及 CD137 等分子的共刺激信号增强 T 细胞的抗肿瘤效应	临床缓解率高，CAR-T 细胞在体内存活时间长
神经胶质瘤	特异性识别肿瘤抗原 EGFRvⅢ，并通过 ICOS 的共刺激信号增强 T 细胞的抗肿瘤效应	对肿瘤有显著的抑制作用
前列腺癌	特异性识别肿瘤抗原 PSCA，并通过 CD28 及 OX40 的共刺激信号增强 T 细胞的抗肿瘤效应	对肿瘤有明显的抑制作用
鼻咽癌	特异性识别肿瘤抗原 LMP1，并通过 CD28 的共刺激信号增强 T 细胞的抗肿瘤效应	对肿瘤有明显的抑制作用

三、实验材料

本实验以制备 CAR-T-CEA 及 CAR-T 对照组细胞为例，介绍 CAR-T 细胞的制备及其表型验证方法。

1. 仪器：

（1）超净工作台。

（2）二氧化碳培养箱。

（3）离心机。

（4）细胞计数仪。

（5）微量移液器。

2. 试剂：

（1）Ficoll-Paque PLUS 淋巴细胞分离液（GE，cat#17-1440-02）。

（2）完全培养基 TexMACS（MiltenyiBiotechnolog，cat#170-076-309）+IL-2（Miltenyi-iBiotechnolog，cat#130-097-748）。

（3）PerCP-CY5.5 anti-human CD3（BD，cat#552852）。

（4）PE anti-human CD4（BD，cat#555347）。

（5）APC anti-human CD8（BD，cat#555369）。

（6）FACS buffer：PBS+2.5%FBS。

（7）TRANS A（TA），TRANS B（TB），购自吉凯公司。

（8）TC 处理过的 24 孔细胞培养板（Costar，#3524）。

（9）1×PBS。

（10）Stimu-Buffer。

四、实验方法

（一）准备培养板

（Day 0）

1. 按照 1：500 的比例在 1×PBS 中加入 Stimu-Buffer 溶液，混匀。

2. 根据实验体系在 24 孔板中选择合适数目的孔，不建议使用培养板边缘的孔。每孔加入 200 μL 步骤 1 中得到的混合液用于细胞的激活。

3. 按照上述方法铺板之后，拍打培养板，使混合液均匀覆盖在培养板底部。用封口膜包好四周，置于 4 ℃条件下过夜。

（Day 1）

4. 临用前移去 Stimu-Buffer 溶液，每孔再用 500 μL PBS 洗板一次，等待细胞分离之后使用。

（二）PBMC 分离

（Day 1）

1. 将新鲜血液转移到 50 mL 的离心管中，用生理盐水按照 1：1 的体积比进行稀释，轻轻上下吹打 3~5 次，混匀。

2. 将 6 mL Ficoll 液加入 15 mL 的离心管中，竖直放在水平台面上静止备用。将稀释的血液（总体积 8 mL）用移液管缓慢、均匀加入竖直放置在台面的含 Ficoll 溶液的离心管中。

3. 将加入血液与 Ficoll 液的离心管轻轻转移至离心机中。在转移过程中尽量减少晃动，保持离心管竖直，以免打破液面分层。室温下以 400×g 离心 30 min。

4. 离心结束后，轻轻转移离心管至超净台中。用移液器吸取中间的白膜层（淋巴细胞层），转移至新的 50 mL 离心管中。尽量避免吸取到下层或上层的细胞，以免造成污染。

5. 加入 30 mL 生理盐水至上述转移出来的淋巴细胞中，轻轻吹打混匀，以（60~100）×g 室温下离心 10 min。重复洗涤淋巴细胞，去除上清，加入一定量的完全培养基重悬细胞，以备后续实验中使用。

（三）T 细胞激活与感染

（Day 2）

1. 收集上述 PBMC，室温下以 300×g 离心 3 min。用含新鲜血清（1%~5%）、牛血清白蛋白（BSA，0.2%）、IL-2（100~600 IU/mL）、青霉素（100 U/mL）和链霉素（100 μg/mL）的完全培养基将细胞重悬，并调整为 0.7×10^6/mL，加入步骤（一）中洗好的培养板中。然后将培养板放入 37 ℃、5%的 CO$_2$ 培养箱内，培养 24 h。

2. 将 TRANS A（TA）以 1：25 的比例，按照步骤（一）中方法进行操作，对培养皿进行感染前的包被，置于 4 ℃下过夜。

（Day 3）

3. 轻轻吹打细胞，收集细胞至 1.5 mL 的离心管中，室温下以 300×g 离心 3 min，用 TRANS B（TB）感染试剂重悬细胞至 0.7×10^6/mL，按照以下公式加入对应体积的慢病毒（实验组加入 CEA 二代 CAR 的慢病毒；对照组加入对照病毒）：

病毒量=细胞密度×MOI/TU。TU（transducing units）为病毒滴度，表示每毫升体系内所含具有生物活性的病毒颗粒的数量。

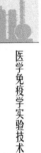

4. 将 TA 包被过夜的培养皿拿出，按照步骤（一）清洗后，加入步骤（三）3 中细胞与病毒的混合液 400 μL，放入 37 ℃、5% 的 CO_2 培养箱中，培养 24 h。

（Day 4）

5. 经过 24 h，每孔轻轻补液同体积的含血清（5%）、BSA（0.2%）、IL-2（100~600 IU/mL）、青霉素（100 U/mL）和链霉素（100 μg/mL）的完全培养基，将培养板放入 37 ℃的 CO_2 培养箱中培养 48 h。根据细胞密度和状态进行相应补液或者扩增传代，维持细胞密度为（0.7~2）× 10^6/mL。

（Day 6/9）

6. 轻轻吹打细胞，收集细胞至 1.5 mL 的离心管中，室温下以 300×g 离心 3 min，用新鲜的完全培养基重悬细胞，并调整细胞浓度为 0.5×10^6/mL，根据实验需求接种于底面积更大的培养器皿，之后根据需要（培养基是否变黄）进行补液或传代。

7. CAR-T 表型和分型检测。

（Day 7/10）

8. 计数细胞，取出 1.0×10^6 个，以 1000 r/min 的转速离心 3 min，加入 100 μL FACS buffer 重悬细胞，加入 15 μL APC anti-human CD8，15 μL PE anti-human CD4，15 μL PerCP-CY5.5 anti-human CD3。

9. 4 ℃条件下避光孵育 30 min，以 1000 r/min 的转速离心 3 min，弃上清，加入 FACS buffer 再洗两遍。

10. 加入 150 μL FACS buffer 重悬细胞，FACS 检测荧光。

五、注意事项

1. 慢病毒的使用。

（1）本实验中使用的慢病毒为"自杀"性病毒，即病毒感染目的细胞后不会再感染其他细胞，也不会利用宿主细胞产生新的病毒颗粒。慢病毒中的毒性基因已经被剔除并被外源性目的基因所替代，属于假型病毒。但该病毒仍然具有可能的潜在的生物学危险，建议不要使用编码已知或可能会致癌的基因的假型病毒。

（2）使用慢病毒前应确定是否需要分装。如果准备在一周内使用完一个批次的慢病毒产品，可以将其保存在 4 ℃条件下。若需多次使用，则分装后保存于 -80 ℃条件下，以免由于反复冻融造成病毒滴度降低。病毒在 -80 ℃下通常可以保存约 6 个月，但使用前须重新检测病毒滴度。

（3）进行病毒操作时须穿实验服，戴手套、口罩和帽子。

（4）进行病毒操作时建议使用生物安全柜。

（5）如果使用普通超净台，不要打开排风机。操作病毒时应特别小心，不要产生气雾或飞溅。如果操作时超净工作台有病毒污染，应立即用 1% 的 SDS 溶液擦拭干净。

（6）废弃物与门处理应采用 84 消毒液（1∶20）浸泡过夜，煮沸 30 min 或常规灭菌。

（7）如不小心皮肤接触到病毒，应立即用大量肥皂水冲洗。实验结束后，用肥皂和水清洗双手。

2. CAR-T 细胞质量。

CAR-T 慢病毒载体质量要求与 CAR-T 细胞制品质量要求见表 1-6-3、表 1-6-4。

表 1-6-3　CAR 慢病毒载体质量要求

检定项目	检定方法	指标
安全性		
无菌检查	无菌检查法	培养 14 d 无菌生长
支原体	培养法/PCR	阴性
内毒素	LAL 试剂盒法	<50 EU/mL
RCL/复制能力	P24 法	无 RCL 检出
纯度		
总蛋白	荧光定量法	与预期总蛋白含量一致
BSA 残留	ELISA 法	<500 ng/mL
总 DNA 残留量	荧光染料法	<10 μg/mL
质粒 DNA 残留量	qPCR 法	<100 ng/mL
宿主细胞特异 DNA 残留量	qPCR 法	<100 ng/mL
抗生素残留量	ELISA 法	<50 ng/mL
有效性		
感染滴度	荧光法/qPCR	$>1\times10^{8}$ TU/mL
目的基因序列	RT-PCR 测序法	与设计序列一致
目的基因表达	Western-Blot 法	与预期蛋白大小一致
性状		
pH	pH 计	6.9~7.8
外观	灯检	澄清透明

表 1-6-4　CAR-T 细胞制品质量要求

检测项目/内容	质控指标
基本信息	
活性	90%以上
细胞数	非强制规定
形态	饱满透亮
特性检测	
表型	T 细胞比例≥95%
细胞因子	上调
有效性	
感染效率	有，建议不低于 20%
CAR-T 杀伤活性	有，F∶T=20∶1 时，>30%
安全性	
感染颗粒和 RCL	无
DNA 残留	≤50 ng/mL
残留血清或外源蛋白	≤50 ng/mL
支原体	无生长
无菌检查	无细菌和真菌生长
内毒素	每剂≤5 EU
CAR 拷贝数/CAR-T^{+}细胞	1~3

六、思考题

什么是 MOI？若 T 细胞感染效率偏低，可以采取的改进措施是什么？

推荐阅读文献：

［1］COUZIN-FRANKEL J. Cancer immunotherapy ［J］. Science，2013，342（6165）：1432-1433.

［2］DAI H，WANG Y，LU X，et al. Chimeric antigen receptors modified T-cells for cancer therapy ［J］. J Natl Cancer Inst，2016，108（7）. pii：djv439. doi：10. 1093/jn-ci/div439.

［3］ZHANG E，GU J，XU H. Prospects for chimeric antigen receptor-modified T cell therapy for solid tumors ［J］. Molecular Cancer，2018，17（1）：7.

（蒋敬庭）

实验七　骨髓间充质干细胞的培养及鉴定

一、目的要求

1. 掌握大鼠骨髓间充质干细胞原代培养的方法。
2. 掌握骨髓间充质干细胞的传代、冻存和复苏的操作过程。
3. 了解骨髓间充质干细胞表面抗原的鉴定方法。

二、实验原理

骨髓间充质干细胞（bone marrow mesenchymal stem cells，BMSC）取自骨髓，具有高度增殖和自我更新能力。但骨髓中 MSCs 的含量很低，约为 0.01%。分离间充质干细胞的方法主要有三种：① 全骨髓贴壁培养法；② 密度梯度离心法；③ 根据间充质干细胞的表面标志，利用流式细胞仪进行分选。本实验中所用的是 Percoll 分离液（密度梯度离心法），即利用 Percoll 分离液将大部分造血细胞和单个核细胞分离，经过体外贴壁培养换液去除悬浮生长的造血干细胞，分离获得 BMSC 的纯度可达到 90% 左右。间充质干细胞连续传代培养和冷冻保存后仍具有多向分化能力和增殖能力。

骨髓间充质干细胞没有特异性表面抗原，表达 CD29、CD44、CD71、CD90 等基质细胞和间质细胞的特异性表面标志抗原。本实验选择对 CD29、CD44、CD90、CD71、CD106 和 CD45 进行检测。

三、实验材料

本实验以大鼠骨髓为样本分离 BMSC，并进行传代、冻存、复苏及表面抗原鉴定。实验材料如下：

1. 超净工作台。

2. 二氧化碳培养箱。

3. 微量移液器。

4. 细胞培养皿。

5. 倒置相差显微镜。

6. 荧光显微镜。

7. 离心机。

8. 乙醚。

9. 75%的乙醇。

10. L-DMEM 低糖培养基、胎牛血清。

11. Percoll 细胞分离液。

12. PBS、0.25%的胰酶。

13. FITC 标记的羊抗鼠 CD29 抗体、FITC 标记的羊抗鼠 CD90 抗体、FITC 标记的羊抗鼠 CD71 抗体、PE 标记的羊抗鼠 CD106 抗体、FITC 标记的羊抗鼠 CD45 抗体、Hoechst33258 染料。

14. 体重 100~150 g 的 SD 大鼠。

四、实验方法

（一）骨髓间充质干细胞的原代培养

1. 取体重 100~150 g 的大鼠，经乙醚麻醉后采用颈椎脱臼法处死大鼠，然后用 75% 的乙醇浸泡消毒 5 min。

2. 将大鼠腹部朝上，四肢用注射器针头固定于泡沫板上，呈"大"字形，用剪刀、镊子将两后肢皮肤剪开后，换一套剪刀、镊子分离肌肉、肌腱，将股骨、胫骨剥离出来，放入装有 75%乙醇的烧杯中，移入超净台。

3. 将胫骨、股骨取出后放入培养皿中，加入 10 mL PBS 缓冲液，用洁净的剪刀、镊子进一步剥离骨头上的肌肉、肌腱组织。

4. 将剥离干净的骨头用少量 PBS 冲洗后，放入另一培养皿，加入 12 mL DMEM 完全培养基。在培养基中剪断骨干两端，用 2 mL 的注射器吸取培养基后插入一头断端，将骨髓从另一头断端冲出。反复吹打，使骨髓分散，制成均匀的细胞悬液。

5. 另取一支干净离心管 A，加入 10 mL Percoll 分离液。将吹打均匀的细胞悬液沿倾斜的管壁缓缓加入，切记不能冲破 Percoll 分离液面。用 8 mL DMEM 完全培养基冲洗培养皿，然后用同样的方法将其加入离心管 A。

6. 以 2500~3000 r/min 的转速离心 30 min 后，可见离心管 A 中液体基本分为三层。用吸管吸去上层红色培养基后，将吸管伸至中间白色絮状层，将其缓慢吸出，移至另一干净离心管 B。吸取时切不可用力过猛而将沉于管底的红细胞吸上来。

7. 将 20 mL PBS 加入离心管 B，反复吹打混匀，以 1800 r/min 的转速离心 10 min。

8. 弃上清，重复步骤 7。

9. 弃上清，加入 5 mL 完全培养基，吹打混匀，接种于培养瓶中。

（二）骨髓间充质干细胞的传代、冻存及复苏

1. 当细胞融合度达到 90%左右时，将培养液吸出，加入 PBS 冲洗细胞两次。

2. 加入 0.25%的胰酶 2 mL，置于 37 ℃培养箱中 2~3 min。取出后置于显微镜下观察，当 80%~90%的细胞回缩成圆形，振摇后脱离瓶底时，移入超净台。

3. 传代：加入 3 mL DMEM 完全培养基终止消化，用吸管反复吹打瓶底。将细胞悬

液移入离心管中，以 1200 r/min 的转速离心 10 min。弃上清，加入 10 mL 培养基吹打混匀，接种于两个培养瓶中。

4. 冻存：加入 3 mL DMEM 完全培养基终止消化，用吸管反复吹打瓶底，将细胞悬液移入离心管中，以 1200 r/min 的转速离心 10 min。弃上清，加入 1 mL 冻存液（FBS∶DMSO∶L-DMEM = 2∶1∶7）吹打混匀后，置于冻存管中，4 ℃ 下放置 30 ~ 40 min，−20 ℃ 下放置 1 h，−80 ℃ 下过夜，再移入液氮罐中。

5. 复苏：将细胞从液氮中取出，37 ℃ 下轻微摇晃，使细胞快速融化。用 75% 的乙醇擦拭冻存管，将细胞转移到离心管中，加入 5 mL 培养基，以 1000 r/min 的转速离心 5 min。弃上清，加入 5 mL 完全培养基混匀细胞，接种于 25 cm^2 的培养瓶中。

（三）骨髓间充质干细胞表面抗原鉴定

1. 将 22 mm×22 mm 的盖玻片置于酸缸中浸泡过夜后，用自来水冲洗 10 次，三蒸水冲洗 3 次，然后将它浸泡于 75% 的乙醇中备用。

2. 包被时取出浸泡于乙醇中的盖玻片，在酒精灯上烘干，放入 35 mm^2 的培养皿中。吸取 0.5 mL 浓度为 50 μg/mL 的多聚赖氨酸滴加在盖玻片上，37 ℃ 下放置 1 h，回收多余的多聚赖氨酸。盖玻片经紫外线照射 30 min 后在超净工作台内晾干。

3. 将预先经过灭菌处理并包被多聚赖氨酸的盖玻片置于 35 mm^2 的培养皿中，将第五代 BMSCs 用 0.25% 的胰酶消化，按 1×10^5/mL 的密度接种，置于 37 ℃、5% CO$_2$ 条件下培养。

4. 待细胞 70% 汇合时，去除培养基，进行免疫荧光染色鉴定其表面抗原 CD29、CD34、CD45、CD71、CD90、CD106 的表达。用 PBS 清洗，加入 4% 的多聚甲醛固定，4 ℃ 下过夜。用 PBS 洗 3 次后，分别滴加用 PBS+NaN$_3$（0.02%）+BSA（3%）+Triton X-100（0.2%）稀释的单克隆抗体孵育，室温下放置 90 min。用 PBS 洗 3 次。细胞核用 Hoechst 33258 染料染色，室温下放置 5 min 后冲洗。用 50% 的甘油缓冲液封片后置于荧光显微镜下观察并拍照。

结果示例见图 1-7-1。

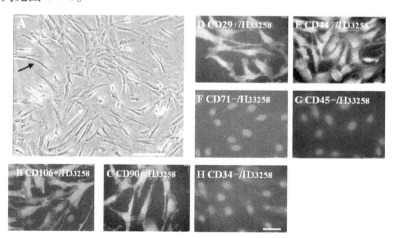

A. 骨髓间充质干细胞的形态学特征：长梭形（黑色箭头）和扁平形（白色箭头）；B ~ H. BMSCs 的免疫荧光鉴定结果（F、G、H 为 Hoechst 33258 染色，显示细胞核）。Bar= 50 μm。

图 1-7-1　表面抗原鉴定结果

五、注意事项

1. 无菌操作。细胞培养所用试剂、耗材、器材的清洗与消毒要彻底，各种溶液灭菌要仔细；操作过程中要防止污染，防止多种细胞培养过程中的交叉污染。

2. 不要加热瓶口。瓶口在火焰上的时候，炽热的空气会进入瓶内，塞紧塞子放入冰箱后，空气变冷，压力骤降，培养基中的碳酸就会转化成二氧化碳，培养基中的碳酸少了会变为碱性。

3. 不要频繁查看培养基中的细胞生长情况，特别是对原代细胞或者是密度特别低的细胞。培养基中的生长因子是非常有限的，细胞好不容易自分泌一点儿促生长的因子在其周围，形成有利于生长的局部环境，频繁观察细胞会破坏细胞培养形成的局部环境。

4. 在传代的时候，不要早早地终止消化，不能用力吹打细胞（用力吹打对细胞的损伤比消化对细胞的损伤更大）。动作要轻柔，尽量不要产生气泡（因为气泡破裂时的机械应力相当大，对细胞的伤害也是很大的）。

六、思考题

1. 骨髓间充质干细胞的原代培养过程是怎样的？
2. 细胞传代培养的目的是什么？细胞冻存与复苏的原则是什么，怎么操作？

推荐阅读文献：

[1] MINGUELL J J, ERICES A, CONGET P. Mesenchymal stem cells [J]. Exp Biol Med, 2001, 226 (6): 507-520.

[2] 侯玲玲, 郑敏, 王冬梅, 等. 人骨髓间充质干细胞在成年大鼠脑内的迁移及分化 [J]. 生理学报, 2003, 55 (2): 153-159.

[3] 周进明, 邹仲敏, 郭朝华, 等. 培养小鼠骨髓间充质干细胞及其移植后在体内的定位分布 [J]. 中华放射医学与防护杂志, 2002, 22 (3): 167-169.

[4] 裴雪涛. 干细胞生物学 [M]. 北京：科学出版社, 2003.

（秦明德）

实验八　小鼠小肠隐窝的分离和培养

一、目的要求

1. 掌握小鼠小肠隐窝的分离方法。
2. 熟悉小鼠小肠隐窝的培养方法及应用。

二、实验原理

肠道是人体重要的免疫器官，小肠类器官是体外研究肠道上皮的良好工具。本实验采用乙二胺四乙酸（EDTA）法分离小肠隐窝，用肠道类器官的三维立体（3D）技术培养肠道类器官。将分离的肠道隐窝植入含有多种生长因子的基质胶（matrigel）中，在基质 3D 支撑下生成出芽球状的微型肠道类器官结构。体外 3D 培养的类器官包含所有种类的肠道功能上皮细胞，与活体内肠道的结构功能类似，能最大限度地模拟肠道组织。这些肠道类器官可被广泛应用于炎症性肠病、肠道损伤再生等多种肠道疾病的研究。

三、实验材料

1. 实验动物：C57BL/6 小鼠，鼠龄 6~12 周。
2. 24 孔培养板。
3. 基质胶（matrigel）。
4. 生长因子：EGF，R-spondin 1，Noggin。
5. Advanced DMEM/F12 培养基。
6. 磷酸盐缓冲液（PBS）。
7. 乙二胺四乙酸（EDTA）。

四、实验方法

1. 处死 C57BL/6 小鼠，剪取小肠。清除小鼠小肠肠系膜后，纵向剪开小肠，用预冷的 PBS 洗涤。
2. 将肠道组织剪成约 5 mm×5 mm 的碎片，用预冷的 PBS 洗涤。
3. 将剪成碎片的肠道组织加入含 2 mmol/L EDTA 的 PBS 中，冰上孵育 30 min。
4. 吸掉含 EDTA 的 PBS 后，加入预冷的 PBS，用 10 mL 的吸管反复吹吸。悬液静置 5 min，弃上清。
5. 沉淀经预冷的 PBS 洗涤重悬后，用 10 mL 的吸管反复吹吸。
6. 采用孔径 70 μm 的滤器过滤悬液，将滤过液在 4 ℃条件下以（150~200）×g 离心 3 min，弃上清，获得小肠隐窝。
7. 将隐窝和基质胶混合后加入 24 孔培养板（每孔 500 个隐窝、50 μL 基质胶）。
8. 待基质胶聚合后，加入 500 mL 隐窝培养基（Advanced DMEM/F12 培养基加入 10~50 ng/mL EGF，500 ng/mL R-spondin 1 和 100 ng/mL Noggin），置于 37 ℃、5% CO_2 培养箱内培养。培养基每 3 天更换一次。

五、注意事项

1. 在处理肠道的过程中，应先清除肠系膜，然后再切割小肠。
2. 在冲洗过程中须通过重力沉降肠段。若使用离心分离，可能会导致其他杂质沉淀，因而隐窝收获率降低。
3. 在操作肠段或者肠隐窝之前，应预先将移液管和移液头湿润，以预防组织粘连到移液管管壁上。
4. 清洁和洗涤过程中所用的 PBS 和 Advanced DMEM/F12 培养基须保持冰冷。

六、思考题

肠道类器官在肠道疾病研究中有何优势？

推荐阅读文献:

［1］SATO T, VRIES R G, SNIPPERT H J, et al. Single Lgr5 stem cells build crypt-villus structures in vitro without a mesenchymal niche［J］. Nature, 2009, 459（7244）: 262-265.

［2］SATO T, VAN ES J H, SNIPPERT H J, et al. Paneth cells constitute the niche for Lgr5 stem cells in intestinal crypts［J］. Nature, 2011, 469（7330）: 415-418.

（居颂文）

实验九　小鼠胚胎成纤维细胞的制备

医学免疫学实验技术

一、目的要求

1. 掌握常用饲养层细胞的制备原理和方法。
2. 巩固细胞培养的相关技术。

二、实验原理

胚胎干细胞（embryonic stem cells，ES 细胞）的体外培养要求增殖的同时保持未分化的状态。因此，我们要进行体外培养胚胎干细胞，环境必须满足两个条件：有细胞生长因子和分化抑制因子。体外培养的成纤维细胞可以分泌细胞生长因子和分化抑制因子，前者可以促进 ES 细胞增殖，后者可以有效地抑制 ES 细胞的自主分化。目前，可以用来制作饲养层的细胞有多种，其中原代小鼠胚胎成纤维细胞（mouse embryonic fibroblast，MEF）因其取材方便、易于铺层、分泌能力强而成为 ES 细胞首选的饲养层细胞。将原代培养的 MEF 细胞进行传代，多选 3~6 代，这样不仅使得 MEF 细胞的纯度较高，而且生长状态也较好。

在制备饲养层前将 MEF 用丝裂霉素 C 或射线照射预处理，抑制 DNA 的复制，使其在保持分泌功能的基础上失去增殖能力，以免与 ES 细胞的生长竞争。

三、实验材料

1. 手术小直剪、眼科直镊子、玻璃平皿、离心管（均需高压灭菌消毒处理）。
2. 不含钙、镁离子的 PBS，0.25%的胰蛋白酶/EDTA 消化液，冻存液，70%的乙醇。
3. MEF 生长培养基（含有青霉素和链霉素，含 10%FCS 的高糖 DMEM）。
4. 孕期为 11~12 d 的妊娠小鼠。

四、实验方法

1. 断颈处死孕期为 11~12 d 的妊娠小鼠。
2. 用 70%的乙醇浸泡小鼠，消毒腹部，无菌条件下剪开腹部皮肤、腹膜以暴露子宫，取出整个子宫，置入直径 10 cm 的平皿里，用 10 mL 不含钙、镁离子的 PBS 洗涤 3 次，清除表面残余血迹。

3. 剪开子宫，取出胚胎，去除胎膜，以及胎鼠的头、尾、四肢和内脏，仅保留躯干部，用 PBS 液洗涤 2 次，充分去除红细胞。

4. 用无菌眼科手术剪将胚胎躯干部剪成小于 1 mm³ 的碎块。

5. 向组织块中加入适量 0.25% 的胰蛋白酶/EDTA 消化液，37 ℃ 下消化 20 min，每隔 5 min 振荡一次。

6. 反复吹打组织块 20~30 次，加入足量含血清的培养基终止消化。用 200 目的尼龙网过滤后，以 1500 r/min 的转速离心 5 min，收集细胞。再用 30 mL MEF 生长培养基洗涤 2 次后进行细胞计数。

7. 用 MEF 生长培养基（含 10%FCS 的高糖 DMEM）重悬细胞后，以 $(1\sim2)\times10^5$/mL 的密度接种至 25 cm² 的一次性培养瓶，置于 37 ℃、5%CO₂、100% 湿度的培养箱中进行原代培养。

8. 第 2 天换液，去掉含有较多死细胞的培养液，待细胞继续生长 3~7 d，细胞互相重叠爬满整个培养瓶底时即可以 1∶3 至 1∶6 的比例传代，此传代后的细胞记为第一代，传 3~5 代的细胞可作为饲养层使用。

五、注意事项

1. 原代培养一定要避免污染，培养基中应加入抗生素，须仔细观察原代细胞有无被杂菌污染的迹象，并且检测支原体，确定无污染后进行传代扩增。

2. 每天观察培养瓶中的细胞，当细胞生长至 80%～90% 汇合并仍处于对数生长期时，是冻存细胞的最佳时期。

3. MEF 的冻存按照常规的冻存方法，应注意胰酶的消化时间不宜过长，以不超过 5 min 为宜。

4. 每次传代尽量把成纤维细胞消化，吹打成单细胞悬液。随着培养时间的延长和传代次数的增加，细胞增殖速度减慢。

5. 在具体实验中，MEF 的原代分离时，胎龄的选择、作为饲养层使用时细胞代数的选择、丝裂霉素 C 处理的浓度等都会影响饲养层培养体系的质量。

六、思考题

MEF 原代分离时，胎龄和作为饲养层使用时细胞代数的选择对细胞质量有何影响？

推荐阅读文献：

［1］陈泳，金静君，张韬，等．小鼠胚胎成纤维细胞制备及小鼠胚胎干细胞 E14TG2a 的培养［J］．药物生物技术，2014，21（6）：515-520.

［2］熊吉信，刘小春，杨春江，等．小鼠胚胎干细胞饲养层的制备及两种不同饲养层的比较［J］．江西医学院学报，2006，46（4）：5-8.

（谢　炜）

实验十　磁珠细胞分选

一、目的要求

1. 掌握磁珠细胞分选的原理和实验方法。
2. 了解磁珠细胞分选技术的适用范围。

二、实验原理

磁珠细胞分选（magnetic cell sorting，MACS）技术是免疫学技术与磁力学技术相结合的高度特异性细胞分选技术，其高度特异性来自抗体与抗原的特异性识别。MACS 技术术主要组成成分为 MACS 微珠、MACS 分选柱和 MACS 分选器。其核心是 MACS 微珠，即磁珠。磁珠是与高度特异性单克隆抗体相偶联的超顺磁化微粒，可与待分选样品上特异性抗原结合，在磁场的作用下实现细胞的分选。该技术操作简单、快速，所需空间小，不依赖于大型仪器，可获得高纯度细胞群，对细胞活性影响小，分选后细胞状态良好，可立即用于后续细胞培养和体内实验。

MACS 策略包括阳性分选、阴性分选和复合分选。阳性分选是指运用特异性抗体偶联的磁珠，直接从细胞混合物中分选目的细胞；阴性分选是指用抗体偶联磁珠去除无关细胞；复合分选是指先用磁性标记非目的细胞，排除大部分非目的细胞，再用阳性分选法分离出目的细胞。

MACS 技术广泛用于各种细胞的分选，从小规模实验室研究到大规模临床应用，目前也用于分选转染细胞、亚细胞物质、蛋白质、DNA 及 RNA 等物质。

下面以阳性分选人外周血 CD19$^+$B 细胞为例介绍 MACS 技术。CD19 分子是 B 细胞的特征性表面分子，先采用密度梯度离心法分离人外周血单个核细胞（peripheral blood mononuclear cells，PBMC），然后将 anti-CD19 偶联磁珠与 PBMC 共孵育，使 anti-CD19 磁珠特异性结合 B 细胞表面的 CD19 分子，将细胞加入位于磁场的 MACS 分选柱中，由于 CD19$^+$B 细胞与 anti-CD19 磁珠结合带有磁性而被吸附在分选柱中，非 CD19$^+$B 细胞则流出分选柱。在磁场的作用下，CD19$^+$B 细胞可直接从细胞混合物中分选出来（图 1-10-1）。对磁珠分选的细胞可采用流式细胞术鉴定分选效果和细胞纯度。

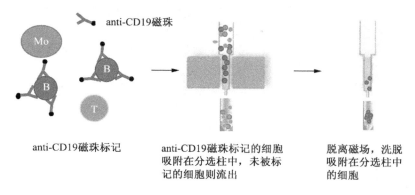

图 1-10-1　磁珠分选 CD19$^+$B 细胞实验原理示意图

三、实验材料

1. 肝素抗凝的人外周静脉血 10 mL。
2. 淋巴细胞分离液（Ficoll 液）。
3. MACS 分选柱（Miltenyi Biotec）。
4. MACS 分选架（Miltenyi Biotec）。
5. Buffer：PBS/BSA/EDTA（含 0.5% BSA 和 2 mmol/L EDTA 的 PBS，pH 7.2），置于 4 ℃ 条件下。
6. anti-CD19 磁珠（Miltenyi Biotec）。
7. 孔径 30 μm 的尼龙网（BD）。
8. 倒置显微镜、离心机、微量移液器、血球计数板、盖玻片、离心管、吸管、吸球等。

四、实验方法

1. 分离 PBMC，计数细胞（具体方法详见外周血单个核细胞的分离实验），选择合适的分选柱。
2. 用 10 mL Buffer 重悬 PBMC，室温下离心（$300×g$）10 min，弃上清。
3. 重悬细胞于 80 μL 的 Buffer 中。
4. 加入 20 μL anti-CD19 磁珠。
5. 混匀，2 ℃~8 ℃下孵育 15 min。
6. 加入 10 mL Buffer 洗涤细胞，室温下离心（$300×g$）10 min，弃上清。用 500 μL Buffer 重悬细胞，备用。
7. 将分选柱置于磁场中的磁珠分选架上，加入 500 μL Buffer 润洗分选柱，使液体自然流尽。
8. 将 30 μm 的尼龙网置于分选柱上，将 anti-CD19 磁珠标记的细胞悬液加入尼龙网中，使其通过尼龙网流入分选柱。待分选柱中的液体自然流尽后，用 500 μL Buffer 洗涤分选柱 3 次。每次都待分选柱中的液体自然流尽后再加入新的 Buffer，可收集全部流出液，为未被标记的细胞，即 CD19⁻ 细胞。
9. 将分选柱撤离磁场，加入 500 μL Buffer 至分选柱中，立即用配套的针芯将分选柱中的液体冲出并收集，即为磁珠标记的 CD19⁺B 细胞。

五、注意事项

1. 所有试剂及接触活细胞的器械必须无菌，操作过程遵循无菌原则。
2. 以上体系适用于细胞总数不超过 10^7 个。如果细胞总数超过 10^7 个，可成比例扩大体系（如细胞总数为 $2×10^7$ 个，则使用 2 倍实验体系及 anti-CD19 磁珠）。
3. 分选前使用 30 μm 的尼龙网过筛细胞，确保得到单个细胞悬液。使用尼龙网前须先湿润。
4. 冰上操作，使用预冷的 Buffer，因为低温条件可减少非特异性结合。
5. 使用 anti-CD19 磁珠前须充分混匀。

六、思考题

分选细胞的方法中，除了磁珠分选法外，还有哪些方法？其优缺点及适用范围是什么？

推荐阅读文献：

［1］GUIDOTTI L G，INVERSO D，SIRONI L，et al. Immunosurveillance of the liver by intravascular effector CD8 (+) T cells［J］. Cell，2015，161 (3)：486-500.

［2］GRAVES H，EVANS S，FAULER M，et al. Measuring the action of oligonucleotide therapeutics in the lung at the cell type-specific level by tissue disruption and cell sorting (TDCS)［J］. Methods Mol Biol，2019，2036：187-203.

（李　扬）

实验十一　细胞冻存与复苏

一、目的要求

1. 掌握细胞冻存与复苏的原理。
2. 掌握细胞冻存与复苏的操作步骤。

二、实验原理

细胞在不加任何保护剂的情况下直接冻存时，细胞内外环境中的水都会形成冰晶。冰晶的形成及细胞膜上蛋白质与酶的变性，可引起溶酶体释放而损伤细胞；冰晶的形成还可导致细胞核内 DNA 空间构型的改变，引起细胞死亡。所以，在冻存细胞时，要尽可能减少细胞冰晶的形成，这是减少细胞损伤的关键所在。例如，向培养液中加入保护剂，可使冰点降低；缓慢冻结，能使细胞内水分在冻结前透出细胞。目前，实验室多采用二甲亚砜（DMSO）作为冻存液的成分，这种物质对细胞没有明显的毒性作用，分子量小，溶解度大，易穿透细胞，阻止冰晶的形成，对冻存细胞起到保护作用。

在细胞复苏过程中，细胞最易受损的温度条件是 $-5 \, ℃ \sim 0 \, ℃$。因此，细胞复苏速度要快，使之迅速通过这一温度区域，这样细胞复苏后仍能良好生长。

因此，在细胞冻存与复苏过程中要注意"慢冻快融"的原则，以达到最佳效果。

三、实验材料

1. 无菌超净台。
2. 小牛血清（FCS）。
3. RPMI 1640 培养基。
4. 二甲亚砜（DMSO）。
5. 细胞冻存管和冰盒。
6. 吸管、离心管、0.25%的胰酶、离心机、水浴锅、细胞培养箱。

四、实验方法

（一）冻存方法

1. 采用不含血清的 RPMI 1640 培养基将 DMSO 配制成 20%的浓度。

2. 冻存前 1~2 d 进行传代和换液，使细胞在冻存前处于对数生长期。

3. 用 0.25% 的胰酶消化贴壁细胞。

4. 取消化后的贴壁细胞或直接收取悬浮细胞计数，以 1200 r/min 的转速离心 5 min，弃上清。

5. 按每个冻存管的细胞冻存量（5~10）×10^6 个，加入小牛血清 0.5 mL 混匀细胞，再逐滴加入 20% 的 DMSO 溶液 0.5 mL，边加边混匀后，移入已写好细胞名称和冻存时间的冻存管内，垂直将冻存管插入冰盒中，然后转移到 -80 ℃ 冰箱，次日移入液氮罐中保存。

（二）复苏方法

1. 将水浴锅的水温设定为 37 ℃，准备复苏细胞。

2. 从液氮内取出要复苏的细胞，拿住冻存管的顶部，放入水浴锅内轻轻晃动使冻存液溶解。待冻存管内的冰块溶解至黄豆大小，立即从水浴锅内取出细胞，用吸管将细胞从冻存管内取出，移入离心管。

3. 吸取 5 mL 培养基，加入离心管，轻轻混匀，以 1200 r/min 的转速离心 5 min。

4. 弃去上清，加入新鲜培养基 6 mL，将细胞悬液移入培养瓶内。然后将培养瓶放入培养箱内培养，隔日观察细胞。

五、注意事项

1. 在细胞冻存时，应先将小牛血清和 DMSO 置于 4 ℃ 冰箱或冰上预冷备用。

2. 冻存和复苏过程中注意 "慢冻快融" 原则。

3. 在细胞复苏时，动作要迅速，切忌将冻存管内的细胞全部溶解，这样会影响复苏效果。

4. 细胞复苏后，要每天观察细胞，及时处理细胞，使其尽快恢复正常的生长状态。

六、思考题

在细胞 "慢冻" 冻存的过程中，什么样的温度下降速率最有利于细胞冻存？

（谢　炜）

实验十二　支原体污染的检测与预防

一、目的要求

1. 掌握支原体污染的检测和鉴别方法。

2. 了解如何在细胞培养过程中预防支原体污染。

二、实验原理

在恒定的体外培养体系中，特定培养物（培养细胞和组织块）的各项生长指标是相对稳定的，如单位时间的增殖密度、传代时间及形态特征等。一旦外界因素对培养系统产生干扰，这种稳定性就会遭到破坏，严重时导致培养失败。污染是培养系统中常见的干扰因素，组织培养工作者始终要注意防止污染。

支原体污染是细胞培养中常见的、不易被察觉和干扰实验结果的一种污染。支原体污染的来源包括工作环境的污染、操作者的污染（某些支原体在人体是正常菌群）、培养基的污染、被污染细胞造成的交叉污染、实验器材的污染、制备细胞的原始组织或器官的污染。支原体是细胞培养过程中预防污染的主要对象。

支原体是一种介于细菌和病毒之间的目前所知能独立生活的最小微生物，它无细胞壁，故对理化因素（如65 ℃下灭活，普通清洁剂和消毒剂处理）都比较敏感，但对一般抗生素不敏感。常用的青霉素对支原体无抑制作用。支原体形态多变，呈高度异型性，可为圆形、丝状或梨形，光镜下难以看清它的内部结构。电镜下观察支原体的细胞膜为三层结构，其中央有电子密度大的密集颗粒群或丝状中心束。当前已被发现的支原体种类很多，常见的支原体大小为 0.2～2 μm，约有 1% 的支原体可通过滤菌器，因此往往难以被发现。每一种支原体都有自身特点，不同支原体之间的生物学性状差别很大，但多数支原体适合于偏碱性（pH7.6～8.0）条件下生存，对酸的耐受性差。支原体多吸附或散在于细胞表面和细胞之间，与细胞竞争培养液中的单糖、氨基酸和核酸前体物质进行繁殖生长。被支原体污染后，一部分敏感细胞增殖缓慢，部分扁圆细胞从瓶壁脱落，形态不完整的破碎细胞增多。但多数细胞被污染后，细胞病理变化轻微或无明显变化，细微变化也可因传代和换液而缓解。在观察不够细心和缺乏经验时，容易忽视支原体污染。

三、实验材料

1. 相差显微镜、荧光显微镜和 PCR 仪。
2. 荧光染料 Hoechst33258。
3. 醋酸、甲醇、Hanks 液、生理盐水、磷酸盐缓冲液（PBS）。

四、实验方法

（一）检测和鉴别支原体污染的方法

1. 相差显微镜观察。将细胞接种于事先放置在培养瓶内的盖玻片上，24 h 后取出，用相差油镜观察。镜下可见支原体为暗色的微小颗粒，位于细胞表面和细胞之间。

2. 荧光染色法。用能与 DNA 特异性结合的荧光染料 Hoechst33258，可使支原体内含有的 DNA 着色，然后用荧光显微镜观察。具体方法如下：首先将细胞接种于盖玻片上，在细胞长满前取出玻片，用不含酚红的 Hanks 液漂洗一下，用 1:3 的醋酸甲醇固定 10 min，然后用生理盐水漂洗，置于用生理盐水配的浓度为 50 pg/mL 的 Hoechst33258 染色液中染色 10 min。然后用蒸馏水洗 1～2 min，向细胞面滴加 pH5.5 的 PBS 数滴，置荧光显微镜下观察。镜下可见支原体为散在分布于细胞周围或附于细胞表面的亮绿色小点。此法对支原体的检出率可达 95%。

3. PCR 法。PCR 法是一种快速敏感的支原体检测方法。它模拟自然 DNA 复制方式在体外实现支原体的 DNA 扩增。利用已设计好的对支原体特异的 16SrRNA 基因引物（16S－23SrRNA 基因间隔区的引物），可检测到样品中极少量的支原体 DNA。

（二）支原体污染的预防

在组织细胞培养工作中，可以从以下几个方面来预防支原体的污染：控制环境污染；规范实验操作；细胞培养基和器材要保证无菌；在细胞培养基中加入适量的抗生素。

（三）支原体污染的清除

支原体污染细胞后，特别是重要的细胞株，有必要清除支原体。常用的清除支原体的方法有抗生素处理、抗血清处理、抗生素加抗血清和补体联合处理。对支原体最有抑制活性的抗生素是四环素类、大环内酯类等，氨基糖苷类、氯霉素对支原体有较小的抑制作用。必要时更换所有培养用物。通常，滤过除菌的方法是不能清除支原体的。

五、注意事项

1. 被支原体污染的细胞难以观察到特殊的外观变化，培养基也不浑浊。

2. 支原体没有细胞壁，故它对作用于细胞壁生物合成的抗生素，如内酰胺类、万古霉素等是不敏感的；对多黏菌素、利福平、磺胺类药物普遍耐药。

六、思考题

1. 怎样检测和鉴别支原体污染？

2. 如何预防支原体污染？

（谢　炜）

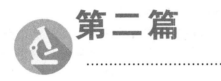

第二篇

免疫学示踪技术

实验一 流式分析技术

一、目的要求

1. 了解流式分析仪的工作原理。

2. 掌握补偿调节的方法。

二、实验原理

流式分析技术是利用流式细胞仪对处于快速直线流动状态中的单列细胞或生物颗粒进行逐个、多参数、快速的定性和定量分析的技术。将荧光标记特异性的单克隆抗体加入细胞悬液中，特异单克隆抗体与其对应的抗原靶分子结合后停留在特定的细胞上。流式细胞仪进样针吸取细胞悬液，细胞悬液在流动池前端与鞘液相遇，由于流体聚焦作用，细胞悬液被鞘液包裹，处于整个液流的中心，这样待测细胞逐个通过激光束。当细胞通过激光束照射时，细胞会向各个方向散射一部分光，细胞上的荧光素也会被相应的激光束激发并发出荧光。这些光通过多种组合的滤光片过滤后被灵敏的检测器转化成电信号。根据测得的散射光（FSC、SSC）信号可得到细胞大小及颗粒状态的信息；而荧光信号的强弱表示结合在细胞上荧光标记特异性单克隆抗体的多少，进而反映了靶细胞相应分子的表达情况。

三、实验材料

本实验以检测小鼠血液或脾脏 T 细胞、B 细胞比例为例，介绍流式细胞分析技术及补偿调节方法。实验材料如下：

1. 超净工作台或生物安全柜。

2. 微量移液器。

3. 流式细胞分析仪。

4. 红细胞裂解液。

5. 上机缓冲液（血清含量为 1%～2%）。

6. 磷酸盐缓冲液（PBS）。

7. 荧光标记的单克隆抗体：常用的有 FITC、PE、APC 标记的单克隆抗体。

8. 小鼠。

四、实验方法

1. 取小鼠脾脏，制备成细胞悬液。

2. 加入 5 mL 红细胞裂解液裂解 5 min，加入 25 ml PBS，离心，弃上清，用 PBS 重悬。调整细胞浓度为（2~5）×10^7/mL，取 100 μL 细胞加入流式管。

3. 将合适浓度的 CD3-FITC、CD19-PE 抗体加入细胞中（需要准备对照样品，包括未染色管、CD3-FITC 单染管、CD19-PE 单染管），4 ℃ 条件下孵育 30 min，用 PBS 洗 2 次。

4. 离心后，用 200~300 μL 上机缓冲液重悬细胞，上机检测前样品需经过 300 目筛网过滤，以免细胞团块堵塞进样针。

5. 上机分析。用未染色的细胞确定电压（增益）。在 FSC-A *vs.* SSC-A 散点图中调节 FSC、SSC 电压，使待测细胞群体位于散点图中间，圈出淋巴细胞；在 FSC-W *vs.* FSC-H 或 FSC-A *vs.* FSC-H 散点图中显示淋巴细胞，圈出单细胞；在 FITC-A *vs.* PE-A 散点图中显示单细胞，调节 FITC、PE 电压，使阴性群体位于 10^2~10^3 范围内，记录 1 万个淋巴细胞数据。在同样的电压条件下记录单染管和样品管 1 万个淋巴细胞数据。

6. 补偿调节。点击 CD3-FITC 单染管数据，圈出阴性群体和阳性群体，调节 PE-FITC 的补偿值，使阴性群体和阳性群体在 PE 通道的 median 值相同；点击 CD19-PE 单染管数据，圈出阴性群体和阳性群体，调节 FITC-PE 的补偿值，使阴性群体和阳性群体在 FITC 通道的 median 值相同。将补偿值应用到所有管。

结果示例见图 2-1-1。

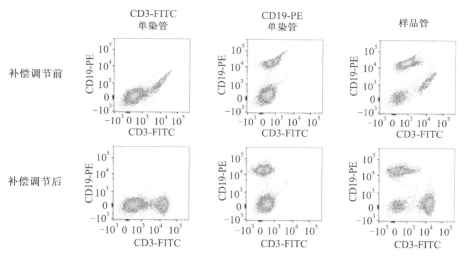

图 2-1-1　补偿调节前后单染管和样品管数据在散点图上的变化

五、注意事项

1. 预实验时应该对所使用的荧光抗体做梯度稀释，选择信噪比最高、最合适的浓度（稀释比例）用于实验。

2. 由于死细胞可以与荧光抗体非特异性结合，染色时可加入死活细胞鉴定染料来排除死细胞的干扰。需要注意的是，死活细胞鉴定染料也是一种荧光素，需要额外使用一个荧光通道。

3. 使用 time *vs.* 任意信号的散点图（例：time *vs.* FSC-A）可观察到收集样品过程中

液流的稳定性，将数据中液流不稳定的部分排除后再分析。

4. 有些药物受到激光照射后会发出荧光，制备样品时应增加未染色的药物处理组细胞作为对照。

5. 当细胞高表达荧光蛋白时，应避免使用受该蛋白影响的通道。例如，当细胞高表达绿色荧光蛋白（GFP）时，应避免使用 PE、BV510 标记的抗体。

6. 制备样品时要准备对照，包括未染色对照、单染对照、同型对照、FMO 对照、阳性对照等。

7. 免疫细胞表面一般表达有 Fc 受体，能和抗体的 Fc 段结合，产生非特异性信号。可采用封闭抗体（抗 Fc 受体的抗体）先与免疫细胞表面的 Fc 受体结合，封闭 Fc 段，阻断非特异信号。当样品需要封闭 Fc 受体时，要在加入荧光抗体前加入封闭抗体，4 ℃条件下孵育 15 min。

8. 不同流式细胞仪激光器的功率和滤光片的配置不同，相同的样品在不同的流式细胞仪上检测时电压（增益）值和补偿值会有不同。

9. 收集完全部样品后，应及时冲洗管路；对流式细胞仪要定期进行质控检查。

六、思考题

1. 补偿值受哪些因素影响？什么情况下可以不用调节补偿？
2. 流式实验中每个对照设置的目的是什么？

推荐阅读文献：

［1］SHAPIRO H M. Practical Flow Cytometry ［M］. 4th ed. Wiley-Liss，2003.

［2］HAWLEY T S，HAWLEY R G. Flow Cytometry Protocols ［M］. 2nd ed. Humana Press，2017.

（付忠琳）

实验二　流式分选技术

一、目的要求

1. 掌握流式分选仪的工作原理。
2. 了解常用的流式分选模式。

二、实验原理

流式分选技术是对处于快速直线流动状态中的单列细胞或生物颗粒进行逐个、多参数、快速的定性定量分析与分选的技术。流式细胞仪进样针吸取细胞悬液，细胞悬液在流动池前端与鞘液相遇，由于流体聚焦作用，细胞悬液被鞘液包裹，处于整个液流的中心，这样待测细胞逐个通过激光束产生散射光和荧光信号。流式池上方配有超高频压电晶体，通电后振动，使流出流动池的液流断裂为均匀的液滴。通过散射光和荧光信号圈出目标细胞，当目标细胞到达液流即将断裂而未断裂处时，液流被加电随即形成带电液滴。需要注意的是，液滴带电而不是细胞带电。当带电液滴经过高压偏转板时，在高压电场的作用下偏转，落入相应的收集容器中，不带电荷的液滴落入废液吸收器，从而实现细胞分选。

三、实验材料

本实验以分选小鼠脾细胞 CD4 阳性细胞为例介绍流式细胞分选技术。实验材料如下：
1. 超净工作台或生物安全柜。
2. 微量移液器。
3. 流式细胞分选仪。
4. 红细胞裂解液。
5. 上机缓冲液（血清含量为 1%~2%）。
6. PBS。
7. 荧光标记的单克隆抗体：常用的有 FITC、PE、APC 标记的单克隆抗体。
8. 小鼠。

四、实验方法

1. 取小鼠脾脏，制备成细胞悬液。
2. 加入 5 mL 红细胞裂解液裂解 5 min，加入 25 mL PBS，离心，弃上清，用 PBS 重悬。调整细胞浓度为（5~8）×10^7/mL，取 100 μL 细胞加入流式管。
3. 将合适浓度的 CD4-PE 抗体加入细胞中（需要准备未染色管作为对照），4 ℃条件下孵育 30 min，用 PBS 洗 2 次。
4. 离心后，用 300~400 μL 上机缓冲液重悬细胞，上机检测前样品需经过 300 目筛网过滤，以免细胞团块堵塞进样针。
5. 上机分析。用未染色的细胞确定电压（增益），在 FSC-A *vs.* SSC-A 散点图中调节 FSC、SSC 电压，使待测细胞群体位于散点图的中间，圈出淋巴细胞；在 FSC-W *vs.* FSC-H 或 FSC-A *vs.* FSC-H 散点图中显示淋巴细胞，圈出单细胞；在 PE-A *vs.* SSC-A 散点图中显示单细胞，调节 PE 通道电压，使阴性群体位于 10^2~10^3 范围内，记录 1 万个淋巴细胞数据。在同样的电压条件下记录样品管 1 万个淋巴细胞数据。
6. 分选细胞。在 PE-A *vs.* SSC-A 散点图中显示单细胞，圈出 CD4 阳性细胞，在分选界面选择纯化模式，输入目标细胞所在的门及预收集细胞的数目。向接收管中加入一定量的培养基，把接收管放到接收架相对应的位置上，点击分选。

结果示例见图 2-2-1。

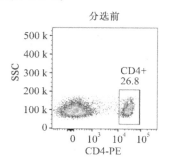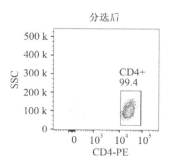

图 2-2-1 流式分选前后 CD4 阳性细胞的比例

五、注意事项

1. 预实验时应该对所使用的荧光抗体进行梯度稀释，选择信噪比最高、最合适的浓度（稀释比例）用于实验。流式分选前，推荐用流式分析仪确定、完善实验方案。

2. 由于死细胞可以与荧光抗体非特异性结合，染色时可加入死活细胞鉴定染料来排除死细胞的干扰。需要注意的是，死活细胞鉴定染料也是一种荧光素，需要额外使用一个荧光通道。

3. 如分选后的细胞需要后续培养，则分选全程都应无菌操作。

4. 如细胞容易聚集，可添加 DNase（终浓度 $100 \sim 200$ U/mL）和 EDTA（终浓度 2 mmol/L）。

5. 分选过程中要注意观察样品的体积，不能跑空。样品一旦跑空，断点就不能维持稳定，必须排出气泡后重新设置分选相关参数。

6. 制备样品时要准备对照，包括未染色对照、单染对照、同型对照、FMO 对照、阳性对照等。

7. 免疫细胞表面一般表达有 Fc 受体，能和抗体的 Fc 段结合。封闭抗体（抗 Fc 受体的抗体）的作用先与免疫细胞表面的 Fc 受体结合，阻断荧光标记的单克隆抗体 Fc 段与免疫细胞表面 Fc 受体结合所产生的非特异性信号。当样品需要封闭 Fc 受体时，要在加入荧光抗体前加入封闭抗体，4 ℃ 条件下孵育 15 min。

8. 不同流式细胞仪激光器的功率和滤光片的配置不同，相同的样品在不同的流式细胞仪上检测时电压（增益）值和补偿值会有不同。

9. 收集完全部样品后，应及时冲洗管路；对流式细胞仪要定期进行质控检查。

六、思考题

1. 提高流式分选效率的方法有哪些？
2. 采取哪些方法可以降低流式分选对细胞造成的损伤？

推荐阅读文献：

[1] SHAPIRO H M. Practical Flow Cytometry [M]. 4th ed. Wiley-Liss，2003.

[2] HAWLEY T S，HAWLEY R G. Flow Cytometry Protocols [M]. 2nd ed. Humana Press，2017.

（付忠琳）

实验三　免疫荧光技术检测细胞膜抗原

一、目的要求

1. 掌握采用免疫荧光标记法检测细胞膜抗原的原理。
2. 掌握采用免疫荧光标记和检测细胞膜抗原的实际操作方法。
3. 了解荧光显微镜和流式细胞仪的基本设置和工作原理。

二、实验原理

免疫荧光技术（immunofluorescence technique）是指将抗体（或抗原）经荧光素标记后与相应的抗原（或抗体）结合，在特定波长的激发光照射下，抗原抗体结合物发出可见光（称为荧光），然后借助荧光显微镜或流式细胞仪对待测抗体或抗原进行定性和定量分析。目前使用的荧光素多为异硫氢酸荧光黄（FITC）、四乙基罗达明（RB200）、藻红蛋白（R-PE）和得克萨斯红（Texas red）等。因为它们的激发光波长和发射光波长多不相同，因而可以利用这些荧光对细胞的一种或多种蛋白进行示踪。

免疫荧光分析有直接免疫荧光标记和间接免疫荧光标记两种方法（图2-3-1）。直接免疫荧光标记法操作简便，结果准确，易于分析，适用于同一细胞群多参数同时测定。虽然直标抗体试剂成本较高，但直接标记减少了间接标记法中较强的非特异荧光的干扰，因此更适用于临床标本的检测。间接免疫荧光标记法费用较低，二抗应用广泛，多用于科研标本的检测。但由于二抗一般为多克隆抗体，特异性较差，非特异性荧光背景较强，易影响实验结果，所以标本制备时应加入阴性或阳性对照。另外，间接免疫荧光标记法步骤较多，增加了细胞的丢失，不适用于测定细胞数较少的标本。

本实验介绍利用抗原抗体反应的特异性，以特异荧光素为标记物与已知的抗体结合，运用流式细胞仪或荧光显微镜测定细胞膜抗原的方法。

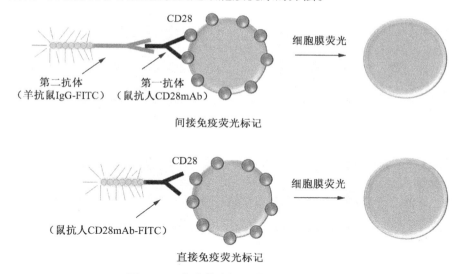

图 2-3-1　免疫荧光标记检测原理示意图

三、实验材料

本实验以 CD28 转基因细胞株表面抗原检测为例，实验材料如下：

1. 人 CD28 基因转染细胞株（CD28-T）。
2. 小鼠抗人 CD28 单抗。
3. FITC－羊抗小鼠 IgG。
4. FITC－小鼠抗人 CD28 单抗。
5. PBS（pH 7.2）、Hanks 液、胎牛血清（FCS）。

6. Eppendorf 管、吸管、吸球、微量移液器。

7. 流式细胞仪、荧光显微镜、离心机。

四、实验方法

（一）制备样本

1. 间接免疫荧光标记法。

（1）取生长良好的待测细胞 CD28-T，用 PBS 或 Hanks 液洗涤，以 1500 r/min 的转速离心 5 min，弃上清。

（2）用 PBS 或 Hanks 液重悬细胞，计数，调整细胞浓度为 1×10^6/mL。

（3）取 50 μL 细胞悬液，加于 Eppendorf 管中，再加 20~30 μL（含抗体 1μg）小鼠抗人 CD28 单抗，振荡，使之充分混匀，同时设置阴性或（及）无关单抗对照。

（4）4 ℃下孵育 30 min。

（5）PBS 洗涤 2 次。

（6）加入已稀释好的 FITC -羊抗小鼠 IgG 50 μL，混匀。

（7）4 ℃下孵育 30 min。

（8）PBS 洗涤 2 次后备用。

2. 直接免疫荧光标记法。

操作同上，在待测细胞中直接加入 FITC -小鼠抗人 CD28 单抗即可。

（二）实验结果分析

1. 荧光显微镜观察。

离心，弃上清，沉淀细胞中加入 25 μL PBS 重悬细胞，吸取细胞悬液 10μL 于洁净玻片上，轻轻盖上盖玻片，置于荧光显微镜载物台上，用高倍镜观察细胞膜染色结果（细胞膜被染上黄绿荧光判为阳性细胞）。计数 200 个细胞并计算阳性细胞百分率：阳性细胞百分率＝（阳性细胞数/总计细胞数）×100%。

2. 流式细胞仪分析。

（1）流式细胞仪开机预热，检查仪器鞘液压力、光路。

（2）根据实验要求设定检测方案。当检测样本标记有 2 种以上荧光素时，必须设定补偿方案，排除 2 种或以上荧光素之间的相互干扰。

（3）检测样本，分析结果。

结果示例见图 2-3-2。

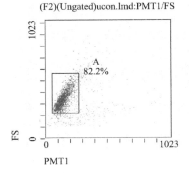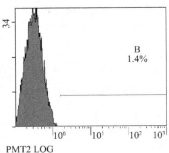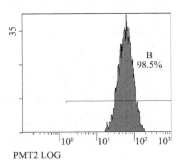

图 2-3-2　流式细胞术分析 CD28-T 膜 CD28 分子表达

五、注意事项

1. 细胞浓度要适中，为（0.5~1）×10^6/mL。细胞浓度过低会直接影响检测结果。

2. 抗体应避光保存，反应亦应尽量在 4 ℃、避光条件下进行。对于细胞量较少的标本，应在 PBS 中加 5% 的 FCS，以减少细胞丢失。

3. 待测样品必须是单细胞悬液，荧光抗体染色后必须充分洗涤，注意混匀和离心速度，减少重叠细胞和细胞碎片。

4. 设置对照样品，采用与抗体来源同型匹配的无关对照和荧光抗体的本底对照。

5. 检测新鲜组织标本或细胞周期时，上机前最好用 300 目滤膜过滤。

6. 该法主要适用建株细胞、新鲜分离细胞、组织切片、印片等多种来源和性质的标本。

7. 非特异性荧光及其消除方法。非特异性荧光产生的原因主要包括自然荧光和标本的非特异吸附。可采用下列方法尽量消除：保证反应在低温（4 ℃）环境中进行；严格控制加入荧光抗体后的反应时间；充分洗涤；待测细胞先用 10% 的 FCS 或 4% 的牛血清白蛋白（BSA）封闭处理等。

六、思考题

1. 洗涤细胞时，如何减少细胞的丢失？

2. 直接免疫荧光标记和间接免疫荧光标记的优缺点是什么？

3. 如何减少免疫荧光检测中细胞的非特异性荧光染色？

推荐阅读文献：

［1］SHAPIRO H M. Practical Flow Cytometry［M］. 4th ed. Wiley-Liss，2003.

［2］HAWLEY T S，HAWLEY R G. Flow Cytometry Protocols［M］. 2nd ed. Humana Press，2017.

（葛　彦）

实验四　流式细胞术检测胞内抗原

一、目的要求

1. 掌握采用免疫荧光标记法进行细胞因子细胞内染色的原理。

2. 熟悉流式细胞术检测细胞内抗原的主要操作步骤。

二、实验原理

应用流式细胞术检测细胞内细胞因子的表达，是近年来发展起来的一种新的检测方法。该方法不仅特异性和敏感性高，而且可以简便、快速地对大量标本同时进行多参数分析。通过应用几种特异性抗细胞因子和细胞表面标志的荧光抗体的多色流式细胞术，可以高效地检测细胞因子产生细胞的特性和频率。

细胞因子胞内染色依赖于预先对细胞进行固定、破膜处理后鉴定细胞因子特异性抗体染色的荧光信号。优化的细胞内细胞因子的染色技术包括甲醛的固定和随后的皂素处理，以增加细胞膜的通透性。甲醛固定可以保持细胞形态的完整性和细胞内物质的抗原性，而且可以使细胞对随后的破膜过程产生耐受。皂素处理细胞可以使荧光标记的特异性细胞因子抗体穿过细胞膜和细胞器膜，特异性地与细胞因子进行结合，从而产生荧光信号，以便通过流式细胞仪进行检测。

三、实验材料

1. 荧光标记的细胞表面分子及胞内细胞因子的单抗试剂。

2. 激活剂。激活剂可以活化细胞，使之合成欲检测的细胞因子。例如，佛波脂（Phorbol 12-Myristate 13 Acetate，PMA），离子霉素（Ionomycin），激发型 CD3、CD28 单抗。

3. 阻断剂。阻断剂可以阻断高尔基体介导的转运作用，使得刺激细胞表达的细胞因子聚集在胞浆内。例如 Brefeldin-A（BFA）、Monensin。

4. 不含谷氨酰胺的 RPMI 1640。

5. 含 1%FCS 的 Hanks 液。

6. PBS。

7. 固定剂。细胞在体外刺激后需要对细胞进行固定，一方面使细胞因子固定在细胞内，另一方面避免细胞表面抗原丢失。例如，含 4%多聚甲醛的 PBS 溶液、含 2%甲醛的 PBS 溶液都是固定剂。

8. 破膜剂。破膜剂可使细胞膜穿孔，利于荧光标记的细胞因子抗体进入细胞内并与相应的细胞因子结合。例如，含 0.5%皂苷的 Hanks（HBBS）或 PBS 溶液。

9. Ep 管、微量移液器、振荡器。

10. 离心机、CO_2 培养箱等。

11. 流式细胞仪。

四、实验方法

（一）分离、制备细胞

收集体外培养的细胞或分离获得新鲜细胞，制备单细胞悬液。

（二）活化细胞

1. 用 RPMI 1640 完全培养液重悬细胞，并调整细胞浓度为 $(1\sim2)\times10^6$/mL。

2. 加入细胞刺激剂、蛋白转运抑制剂，混匀。

3. 置 5%CO_2、37 ℃细胞培养箱内培养 4~6 h。

4. 收集细胞，以 1500 r/min 的转速离心 5 min，弃上清。

5. 用 Hanks 液或 PBS 重悬细胞，以 1500 r/min 的转速离心 5 min，弃上清，调整细胞密度。

6. 封闭细胞表面 Fc 受体。用于消除非特异性的结合染色，对于人和大鼠，可直接使用过量的与荧光抗体相同来源和亚型不相关的纯化免疫球蛋白或者血清进行阻断；对于小鼠，可用纯化的 2.4G2 抗体。

7. 细胞表面抗原染色。

（1）在 100 μL 待测细胞中加入相应抗体，混匀，4 ℃下避光反应 20 min。

（2）加入 2 mL PBS 洗液，以 1000 r/min 的转速离心 5 min，弃上清。

8. 固定和破膜。

（1）用新鲜配制的 4% 多聚甲醛或 2% 甲醛溶液固定细胞，室温下避光 20 min。

（2）加入 2 mL PBS 洗液，以 1000 r/min 的转速离心 5 min，弃上清。

（3）用含 0.5% 的皂素渗透液洗涤细胞一次，离心，弃上清。

9. 细胞内细胞因子染色。

（1）加入适当浓度的荧光标记的抗细胞因子抗体，室温下避光孵育 30 min。

（2）用含 0.5% 的皂素渗透液和 PBS 各洗涤细胞一次，离心，弃上清。

10. 流式细胞仪检测和结果分析。每管加入 0.3 mL PBS 重悬细胞，采用流式细胞仪进行检测。

五、注意事项

1. 细胞活化的最终结果是产生细胞因子，根据检测指标和标本的不同，选择不同的刺激剂组合和刺激时间，以获得最佳的实验结果。

2. 选择合适的对照，如未刺激对照、阳性激活对照和同型对照，以保证结果的真实性和可靠性。

3. 标本处理：避免使用络合钙的抗凝剂，如 EDTA，因为它们会限制钙依赖性激活过程，可用肝素做抗凝剂。

六、思考题

1. 胞内染色阳性但很弱或背景染色太深主要由哪些原因造成？

2. 用于细胞内细胞因子的检测方法还有哪些？

推荐阅读文献：

［1］SHAPIRO H M. Practical Flow Cytometry ［M］. 4th ed. Wiley-Liss，2003.

［2］HAWLEY T S，HAWLEY R G. Flow Cytometry Protocols ［M］. 2nd ed. Humana Press，2017.

（朱一蓓）

实验五　共聚焦激光扫描显微技术

一、目的要求

1. 了解共聚焦激光扫描显微镜的工作原理。

2. 掌握提高成像质量的方法。

二、实验原理

共聚焦激光扫描显微镜（confocal laser scanning microscope，CLSM）脱离了传统光

学显微镜的场光源和局部平面成像模式，采用激光束作为扫描光源进行逐点、逐行、快速扫描成像。激光束通过照明针孔，经分光镜反射至物镜，并聚焦于样品上，对样品焦平面上每一点进行扫描。组织样品中的荧光素或荧光蛋白受到激光照射后发出的荧光通过原来的入射光路返回到分光镜，通过探测针孔被光电倍增管探测收集。光电倍增管将光信号转换成电信号输送到计算机，经计算机处理后在计算机显示器上显示图像。在这个光路中，只有在焦平面的光才能穿过探测针孔，焦平面以外区域发射出的光线在探测小孔平面是离焦的，不能通过小孔。照明针孔与探测针孔相对于物镜焦平面是共轭的，焦平面上的点同时聚焦于照明针孔与探测针孔，焦平面以外的点不会在探测针孔处成像，故称为共聚焦。

CLSM 在医学和生物学领域中常用于细胞或组织内分子的原位定性和定量分析、细胞和亚细胞的结构和形态学观察，以及活体组织和细胞的动态功能监测。CLSM 对生物样品观察的优越性在于：可对活细胞或组织进行连续扫描，获得细胞骨架及细胞膜和细胞器等结构的精细的三维影像；可对一种或多种离子进行荧光标记，用于检测细胞内多种离子浓度、比率和动态变化；可实现同一样品上的多重标记，并观察相互作用关系；对细胞检测无损伤，精准，可靠，重复性好。因此，CLSM 除了在细胞及分子生物学基础研究中有广泛应用外，还广泛应用于肿瘤研究和抗肿瘤药物的筛选，血液病、大脑和神经科学及眼科和骨科等研究领域，对于发病机制的研究、免疫学机制的探讨有显著的优势。

三、实验材料

本实验以观察小鼠肿瘤组织浸润 T 细胞为例，介绍共聚焦激光扫描成像技术。实验材料如下：

1. 小鼠肿瘤切片。
2. 微量移液器。
3. 共聚焦激光扫描显微镜。
4. 抗淬灭封片剂（含 4'，6 -二脒基- 2 -苯基吲哚，即 DAPI）。
5. 封闭液：1∶20~1∶30 的山羊血清和 5% 的牛血清白蛋白（BSA）。
6. 荧光标记的单克隆抗体或一抗和荧光标记的二抗。

四、实验方法

1. 封闭。将小鼠肿瘤切片用 1∶20~1∶30 的山羊血清浸泡，室温条件下放置 30 min；或者用 5% 的 BSA 浸泡，室温条件下放置 40 min。

2. 加入一抗。吸去封闭液，用 4 ℃的 PBS 洗涤 3 次（每次 5 min），加入稀释的一抗或荧光直标抗体，使其恰好覆盖组织，37 ℃或室温条件下温育 30 min。

3. 加入荧光标记二抗（如是直接法，则不用做此步骤）。吸去一抗，用 4 ℃的 PBS 洗涤 3 次（每次 5 min），加入稀释的荧光标记二抗，使其恰好覆盖组织，37 ℃或室温条件下温育 30 min。

4. 封片。吸去荧光标记二抗，用 4℃的 PBS 洗涤 2 次（每次 5 min），加入抗淬灭封片剂（加入量取决于组织大小）。用镊子夹起盖玻片，使盖玻片的一端接触抗淬灭封片剂，缓慢放下盖玻片，避免产生气泡。

5. 拍照。选择合适的激光、滤光片和探测器；首先使用低倍物镜，在明场或者 DAPI 信号下调节焦距调节旋钮，找到细胞，然后转换到合适的物镜下调节焦距旋钮，使细胞对焦。在 512×512 像素、600 Hz 参数下，点击预览。分别调节每个荧光素相对应的激光器输出波长和功率、探测器的接收范围和电压（增益），使每个通道的信号最佳但不能过曝；选择合适的像素和扫描速度（通常设置为 1024×1024 像素、200~400 Hz），点击拍照。

结果示例见图 2-5-1。

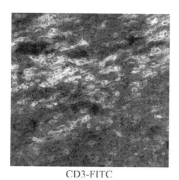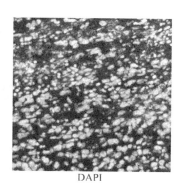

CD3-FITC　　　　　　　　　　　　　　DAPI

图 2-5-1　小鼠肿瘤组织共聚焦激光扫描图像（40×）

五、注意事项

1. 预实验时应该对所使用的荧光抗体做梯度稀释，选择信噪比最高、最合适的浓度（稀释比例）用于实验。

2. 如果图像背景较亮，可调节抵消值（offset）扣除背景。抵消值越高，图像背景越暗，但须注意部分阳性信号也可能会被扣除。

3. 如样品荧光信号较弱，需增强信号时，应缓慢提高激光输出功率，以免造成探测器损坏。

4. 需要注意的是，探测器接收到的信号强弱可反映荧光信号的强弱，经计算机处理后的图像为黑白图像，而屏幕上显示的彩色图像是后期添加的伪彩。

5. 如配备多种激光器或白激光，应选择靠近荧光素最大激发波长的谱线作为激发光。探测器的接收范围一般是从激光波长 +15 nm 处开始向后设置，也可以在最大发射波长两侧设置。

6. 使用高倍物镜拍摄的图片，经去卷积处理后可进一步提高图片的分辨率。

7. 油镜使用后要及时清理，关机前将物镜切换为低倍物镜，调节焦距调节旋钮，将倒置显微镜的物镜放置到最低。

六、思考题

1. 提高图片亮度的方法有哪些？
2. 降低图片背景亮度的方法有哪些？

推荐阅读文献：

［1］PADDOCK S W. Confocal Microscopy：Methods and Protocols（Methods in Molecular Biology）［M］. Totowa，NJ：Humana Press，2014.

［2］SMITH C L. Basic Confocal Microscopy［J］. Current Protocols in Molecular Biology，2008，chapter 14：Unit 11.1-11.2.

（付忠琳）

实验六　免疫组织化学染色

一、目的要求

1. 掌握免疫组织化学染色的原理和操作流程。
2. 掌握免疫组织化学染色读片的基本方法。

二、实验原理

　　免疫组织化学（immunohistochemistry，IHC）技术又称免疫细胞化学（immunocyto-chemistry）技术，是指应用抗原与抗体特异性结合的原理，通过化学反应使标记抗体的显色剂（荧光素、酶、金属离子、同位素）显色，以确定组织中细胞抗原的定位和表达情况。该技术的原理是利用组织细胞表达的分子作为抗原，制备其特异性抗体（单抗或多抗），经标记后显色，显示细胞中此抗原的表达情况及其在组织中的定位。在显微镜下可通过计数阳性染色细胞的数量并联合染色强度判定该分子在组织中的表达情况（图 2-6-1）。此技术把免疫反应的特异性、组织的可见性结合起来，借助显微镜（包括荧光显微镜、电子显微镜），在细胞、亚细胞水平检测各种抗原物质（如蛋白质、多肽、酶、激素、病原体及受体等）。免疫组织化学技术是一种综合定性、定位和定量的检测方法，将形态、机能和代谢密切结合为一体的研究和检测技术。在原位检测出病原的同时，还能观察到组织病变与该病原的关系，确认受染细胞类型，是临床上了解疾病的发病机制和病理过程的重要手段。

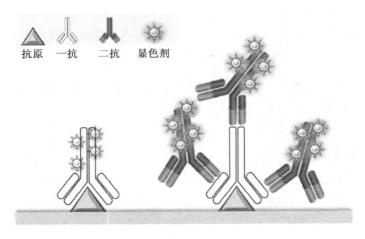

抗原　一抗　二抗　显色剂

图 2-6-1　免疫组织化学技术的基本原理

　　免疫组织化学技术按照标记物的种类可分为免疫荧光法、免疫酶标法、免疫铁蛋白法、免疫金法及放射免疫自显影法等。免疫酶标法由于其结果可以长期保存的优点，是免疫组化中广泛应用的方法之一。根据酶标记的部位可将免疫酶标法分为直接法（将酶直接标记在第一抗体上）、间接法（将酶标记在第二抗体上）、桥联法等，用于标记的抗体最好选用特异性强的单克隆抗体。目前通常选用的是间接染色法。

免疫组化的实验对象通常为组织标本和细胞标本两大类。组织标本包括石蜡切片和冰冻切片，细胞标本主要是细胞爬片和细胞涂片。石蜡切片是制作组织标本最常用、最基本的方法。对于组织形态保存好的样本，能连续切片，并可以制作成大容量的组织芯片，有利于各种组织抗原的对比分析和长期保存。石蜡切片制作过程对组织内抗原的暴露有一定的影响，但可进行抗原修复，是免疫组化中首选的组织标本制作方法。石蜡切片标本均用甲醛固定，使得细胞内抗原形成醛键、羧甲键而被封闭了部分抗原决定簇，同时蛋白之间发生交联而使抗原决定簇隐蔽。所以，在进行染色时，需要先进行抗原修复或暴露，即将固定时分子之间所形成的交联破坏，从而恢复抗原的原有空间形态。常用的抗原修复方法有微波修复法、高压加热法、酶消化法、水煮加热法等。

三、实验材料

1. 免疫组织化学所用抗体。
2. PBS。
3. 抗原修复液（乙二胺四乙酸缓冲液）。
4. 牛血清白蛋白（BSA）。
5. 苏木素体细胞快速染色液。
6. 1%的盐酸-乙醇分化液。
7. DAB 显色剂（3，3-二氨基联苯胺四氯化碳溶于 80%的丙二醇中）。
8. 封片用中性树胶等。
9. 多聚赖氨酸薄玻片。
10. 免疫组化笔。
11. 湿盒。
12. 微量移液器。
13. 全自动封片机。
14. 病理组织漂烘仪。
15. 显微镜。

四、实验方法

1. 选取待染色组织切片，在 56 ℃下烤片 2 h，将切片标本进行脱蜡。
2. 将切片置于梯度乙醇中进行水化（二甲苯 10 min，二甲苯 10 min，二甲苯 10 min，100%的无水乙醇 3 min，100%的乙醇 3 min，95%的无水乙醇 3 min，95%的乙醇 3 min，75%的乙醇 3 min）。
3. 经处理后的切片用自来水冲洗 10 min，再用蒸馏水浸洗 5 min 后，水浴加热处理 30 min，对标本进行抗原修复（采用 EDTA 缓冲液进行抗原修复）。
4. 热修复完毕让其自然冷却，再在自来水下冲洗 5 min，在蒸馏水中浸洗 5 min。
5. 用 3%的 H_2O_2 溶液封闭内源性过氧化物酶，于室温下孵育 20 min。
6. 经蒸馏水洗涤后，用 5%的 BSA 封闭非特异性结合位点，于室温下孵育 15 min，然后弃去上清。
7. 分别加入一抗，置于 4 ℃冰箱内过夜。
8. 取出切片，用 PBS 冲洗 3 次，每次 5 min，加入 HRP 标记的兔/鼠通用型二抗，37 ℃温箱（或者室温下）孵育 30 min。

9. 用 PBS 冲洗 3 次，每次 5 min，洗去多余的二抗，用 DAB 显色剂显色。切片再经苏木素复染，1%的盐酸-乙醇分化，梯度乙醇中脱水（75%的乙醇 3 min，95%的乙醇 3 min，95%的乙醇 3 min，100%的无水乙醇 3 min，100%的无水乙醇 3 min）。

10. 用吹风机吹干无水乙醇，中性树脂封片后进行读片，分析结果。

五、实验结果

切片出现的棕色颗粒即为阳性染色，根据染色的细胞部位可判断该分子的表达定位，根据染色细胞的数量和强度可判断该分子在组织中的表达水平。

结果示例见图 2-6-2。

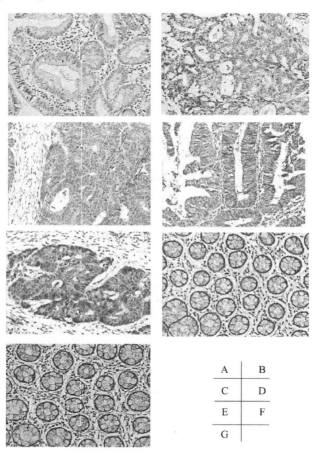

A. 阴性对照；B. 肠癌 B7-H3 表达阴性；C. 肠癌 B7-H3 低度表达；D. 肠癌 B7-H3 中度表达；E. 肠癌 B7-H3 高度表达；F. B7-H3 在正常肠组织中表达阴性；G. B7-H3 在正常肠组织中表达弱阳性。

图 2-6-2　免疫组织化学染色检测 B7-H3 分子在肠癌组织中的表达（×200）

六、注意事项

1. 在切片制作和甲醛固定过程中形成醛键或羧甲基会封闭部分抗原决定簇，因此抗原的修复对于提高免疫组化的敏感性非常重要。目前常用的方法为酶消化和加热修复，同时修复液的 pH 也对染色的影响很大，所以针对不同的抗原要选择适合的修复方案。

2. 生物组织中均含有一定量的内源性酶和生物素，会影响免疫组化显色的特异性，所以在二抗反应之前必须将组织内的各种内源性酶灭活，以保证染色的特异性。

3. 切片胶原和结缔组织容易吸附抗体而产生背景着色，为了防止这种现象发生，须使用抗体来源的动物血清进行处理，封闭结合位点。一般实验室常用的血清是羊血清或牛血清白蛋白，血清蛋白与组织的结合是不牢固的，因此在封闭后不能冲洗，应直接弃掉后加一抗，以免产生非特异性染色。

4. 切片免疫组化染色后进行准确读片是获得数据的重要环节。读片时要根据染色细胞的不同种类选择不同的统计方案，以获得反应组织中蛋白表达和阳性细胞浸润的准确数据。

七、思考题

1. 对石蜡切片进行免疫组化染色时，要经过哪些预处理？
2. 可采用哪些方法来减少免疫组化过程中的非特异性染色，降低背景亮度？

推荐阅读文献：

［1］HIRSCH F R, MCELHINNY A, STANFORTH D, et al. PD-L1 immunohistochemistry assays for lung cancer: results from phase 1 of the blueprint PD-L1 IHC assay comparison project［J］. J Thorac Oncol, 2017, 12（2）: 208-222.

［2］SHIGEMATSU H, OZAKI S, YASUI D, et al. Comparison of CK-IHC assay on serial frozen sections, the OSNA assay, and in combination for intraoperative evaluation of SLN metastases in breast cancer［J］. Breast Cancer, 2018, 25（2）: 191-197.

［3］LU S, STEIN J E, RIMM D L, et al. Comparison of biomarker modalities for predicting response to PD-1/PD-L1 checkpoint blockade: a systematic review and meta-analysis［J］. JAMA Oncol, 2019, 5（8）: 1195-1204.

（孙　静）

实验七　ELISA 法检测细胞因子含量

一、目的要求

1. 掌握 ELISA 法测定细胞因子含量的原理。
2. 熟悉 ELISA 的测定过程及结果分析。

二、实验原理

细胞因子（cytokine, CK）是一类能在细胞间传递信息、具有免疫调节和效应功能的蛋白质或小分子多肽。它们参与细胞之间的信息传递，调节细胞的生物学功能，参与机体的免疫调节，也是参与发热、炎症、休克等一系列病理过程的重要介质。检测细胞因子的数量和生物学功能是从免疫学角度评估细胞因子生物学作用的两个重要方面。

酶免疫测定（enzyme immunoassay，EIA）或免疫酶技术（immunoenzymatic technique）是当前应用最广泛的免疫检测方法之一，也是抗原（包括细胞因子）定性和定量检测的重要手段。本法用酶标记抗体或酶标记抗抗体进行抗原抗体反应，从而将抗原抗体反应的特异性与酶对底物的高效催化作用结合起来，根据酶作用底物后显色，以颜色变化来判断实验结果，可采用酶标仪进行定量分析，灵敏度可达 1×10^{-12} g/mL（1 pg/mL）级别。该技术常用于标记的酶有辣根过氧化物酶（horseradish peroxidase，HRP）和碱性磷酸酶（alkaline phosphatase，AP）。这些酶与抗体结合不影响抗体活性，所制备的酶标抗体稳定性好，保存时间长。

酶联免疫吸附实验（enzyme linked immunosorbent assay，ELISA）简称酶标法，是根据酶免疫测定原理发展的一种技术，常用的有间接 ELISA 和双抗夹心 ELISA 等。

本实验以检测人干扰素-γ（IFN-γ）为例，介绍如何利用双抗夹心 ELISA 法测定细胞因子含量。其原理是：（1）特异性抗体与固相载体联结，形成固相抗体，通过洗涤，除去未结合的抗体及杂质。（2）加入待测标本反应。固相抗体与标本中的抗原结合，形成固相抗原抗体复合物，通过洗涤，除去未结合物质。（3）加入酶标抗体反应。固相免疫复合物上的抗原与酶标抗体结合，通过彻底洗涤，除去未结合的酶标抗体。此时，固相载体上带有的酶量与标本中待测抗原的量相关。（4）加入底物显色。固相上的酶催化底物成为有色产物，通过比色，测得标本中抗原的含量（图 2-7-1）。

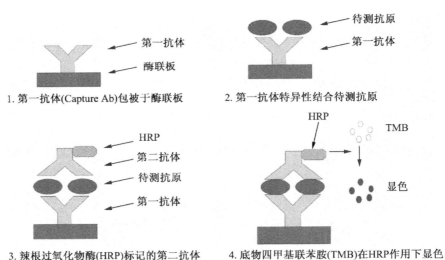

图 2-7-1 双抗夹心 ELISA 法检测抗原原理示意图

三、实验材料

1. 包被缓冲液（pH 8.9、0.01 mol/L 的 Tris-HCl）。
2. 洗涤缓冲液（含 1% 小牛血清和 0.05% 吐温的 PBS）。
3. 稀释液（含 1% 小牛血清的 PBS）。
4. 终止液（2 mol/L 的硫酸液）。
5. 底物缓冲液。
6. 底物四甲基联苯胺（TMB）。

7. 抗体和酶标记抗体。

8. 商品化 IFN-γ。

9. 96 孔聚苯乙烯塑料板（简称"酶标板"）。

10. ELISA 检测仪。

11. 微量加样器、吸水纸、洗涤瓶、烧杯、玻璃棒、试管、吸管和量筒等。

12. 4 ℃ 冰箱、37 ℃ 温箱。

四、实验方法

1. 包被。用 0.05 mol/L、pH 9.0 的碳酸盐包被缓冲液，将抗人 IFN-γ 抗体稀释至 1~10 μg/mL，4 ℃ 条件下过夜。次日，弃去孔内溶液，用洗涤缓冲液洗 3 次（简称"洗涤"，下同）。

2. 加样。加一定稀释的待检样品 100 μL 于上述已包被的反应孔中，置于 37 ℃ 下孵育 1 h。然后洗涤（同时设立空白孔、阴性对照孔及阳性对照孔）。

3. 加入酶标抗体。于各反应孔中加入新鲜稀释的酶标抗人 IFN-γ 抗体 100 μL，37 ℃ 下孵育 0.5~1 h，洗涤 3 次。

4. 加入底物液显色。于各反应孔中加入新鲜配制的 TMB 底物溶液 100 μL，置于 37 ℃ 下 10~30 min。

5. 终止反应。于各反应孔中加入终止液 50 μL。

6. 结果观察。直接观察：可于白色背景下用肉眼观察，根据孔内颜色深浅判定阴性 "−" 或阳性 "+"。根据实验要求，阳性结果可依据颜色深浅细分为 "+" "++" "+++" 等。酶标仪标测：采用酶标仪读出各反应孔的光密度（CD）值，并根据标准曲线计算样品中抗原 IFN-γ 含量。

五、注意事项

1. 将试剂盒置于 2 ℃~8 ℃ 条件下保存，使用前应摇匀。

2. 从冷藏环境中取出试剂盒内全部瓶装试剂及待测标本所需酶标板，置于室温条件下平衡 30 min 后再使用。

3. 待测标本不可用 NaN₃ 防腐。

4. 结果判断须在较短时间（一般为 10 min）内完成。

5. 酶反应的底物溶液必须在临用时配制。

六、思考题

1. 测定血清或细胞培养上清中细胞因子含量的方法有哪些？

2. 实验过程中，哪些因素会影响实验结果的准确性？

推荐阅读文献：

[1] SEDDA S, Simone V D, MARAFINI I, et al. High Smad7 sustains inflammatory cytokine response in refractory coeliac disease [J]. Immunology, 2017, 150 (3)：356−363.

[2] ZARKESH M, ZADEH-VAKILI A, AKBARZADEH M, et al. The role of matrix metalloproteinase-9 as a prognostic biomarker in papillary thyroid cancer [J]. BMC Cancer, 2018, 18 (1)：1199.

（居颂光）

实验八　酶联免疫斑点检测

一、目的要求

1. 掌握酶联免疫斑点检测（ELISPOT）的工作原理和实验方法。
2. 了解 ELISPOT 的适用范围。

二、实验原理

酶联免疫斑点检测（enzyme linked immunospot assay，ELISPOT）是一项从单细胞水平检测分泌细胞因子的免疫学检测技术。它将细胞培养技术与酶联免疫吸附试验（enzyme linked immunosorbent assay，ELISA）相结合，能够在单细胞水平检测特定细胞因子的分泌。简言之，就是用特异性抗体捕获培养细胞分泌的细胞因子，以斑点显色的方式呈现出来。

ELISPOT 的原理与 ELISA 类似，通过将特异性的单抗包被在特殊材质（如 PVDF）的 ELISPOT 板上，用以捕获相应抗原。淋巴细胞在体内或体外被特异性抗原或非特异性有丝分裂原激活剂激活后，转入 ELISPOT 板中继续培养，活化细胞所分泌的细胞因子可在原位被 ELISOPT 板上已包被的特异性抗体所捕获。被捕获的细胞因子与生物素标记的二抗结合，然后再与碱性磷酸酶标记的亲和素结合，通过酶促反应催化底物显色，在细胞分泌细胞因子的相应位置上显现清晰可辨的斑点（1 个斑点代表 1 个活化淋巴细胞）。实验者可直接在显微镜下人工计数斑点或通过 ELISPOT 分析系统对斑点进行计数，从而计算出分泌该蛋白的淋巴细胞频率（图 2-8-1）。

ELISPOT 板底面材质多采用多孔结构的聚偏氟乙烯（PVDF）膜，有利于单个细胞坐落其中，可在单细胞水平检测淋巴细胞对特异性抗原的应答能力。因此，采用该方法不仅能分析细胞因子分泌的总量，更能直观呈现活化淋巴细胞的数量变化。该方法特异性好，灵敏度高，可精确检测出一个活化细胞的细胞因子分泌情况，灵敏度较 ELISA 高 $10^2 \sim 10^3$ 倍，已被广泛用于免疫机制和疾病发病机制研究以及疾病的诊断和疗效评定。

ELISPOT 和 ELISA 两种技术方法既有联系又有区别。ELISPOT 是定量 ELISA 技术的延伸和发展。两者都可检测细胞因子或其他可溶性蛋白，但在具体原理和应用方面有不同之处（表 2-8-1）。

表 2-8-1　ELISPOT 法和 ELISA 法的比较

	ELISPOT 法	ELISA 法
检测对象	细胞分泌抗原的功能	抗原浓度
检测水平	单细胞水平，活细胞功能检测。ELISPOT 检测的是单个细胞分泌，而非细胞群体的平均分泌	细胞群体的平均分泌水平
抗原	抗体捕获的是来自培养细胞检测过程中新鲜分泌的抗原分子	抗体捕获的是已分泌的可溶性的抗原分子
抗体	为避免影响细胞功能，ELISPOT 对捕获抗体的要求远高于 ELISA。该抗体必须具有无毒、不含内毒素、亲和力高等特点	捕获抗体

	ELISPOT 法	ELISA 法
操作要求	反应前期要进行细胞培养和激发，要严格无菌操作	反应过程不必严格无菌操作
实验材料	需要特定的 ELISPOT 培养板，有时需要对培养板进行预处理，需要特定的细胞培养基	ELISA 板，一抗包被前无须预处理
灵敏度	单细胞水平检测。ELISPOT 比 ELISA 等更灵敏，能从 20 万至 30 万个细胞中检出 1 个分泌该蛋白的细胞。灵敏度较 ELISA 高 2~3 个数量级	灵敏度较高，可达皮克（pg）级水平
显色	反应结束后，在细胞分泌这种可溶性蛋白的相应位置上显现清晰可辨的斑点。通过特定 ELISPOT 分析系统，对斑点进行计数，1 个斑点代表 1 个活性细胞，比较分析分泌该抗原的细胞的频率	反应结束后，酶催化底物形成有色产物。利用酶标仪测定吸光度，与标准曲线比较得出待测抗原总量

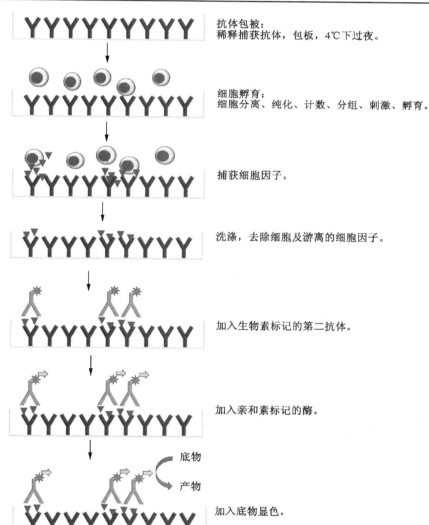

抗体包被：
稀释捕获抗体，包板，4℃下过夜。

细胞孵育：
细胞分离、纯化、计数、分组、刺激、孵育。

捕获细胞因子。

洗涤，去除细胞及游离的细胞因子。

加入生物素标记的第二抗体。

加入亲和素标记的酶。

底物
产物

加入底物显色。

图 2-8-1　ELISPOT 实验原理示意图

三、实验材料

本实验以检测针对黑色素瘤抗原 TRP-2 的特异性 T 细胞分泌 IFN-γ 为例介绍 ELIS-POT 方法。实验材料如下：

1. 超净工作台。
2. 二氧化碳培养箱。
3. 微量移液器。
4. ELISPOT 分析仪。
5. T 细胞培养基。
6. PBS、PBST 洗液（PBS 中加入 0.05% 的 Tween-20）、70% 的乙醇。
7. 96 孔 ELISPOT 板。
8. 牛血清白蛋白（BSA）。
9. 包被抗体（coating antibody，primary antibody）。
10. 生物素标记的检测抗体（biotinylated detector antibody，secondary antibody）。
11. 链霉亲和素-碱性磷酸酶（streptavidin-ALP）。
12. 碱性磷酸酶（ALP）的底物 5-溴-4-氯-3-吲哚-磷酸/四唑硝基蓝（BCIP/NBT）。
13. 植物血凝素（PHA，2 mg/mL）：使用时，用 RPMI 1640 培养基稀释成工作液（40 μg/mL，10 倍终浓度），10 微升/孔，终浓度 4 μg/mL。
14. TRP-2（181-188）合成抗原，用 DMSO 按 1 mg/mL 溶解，−80 ℃下贮存。
15. 小鼠黑色素瘤细胞株 B16。
16. C57BL/6 小鼠。

四、实验方法

1. 乙醇预湿。无菌条件下，70% 的乙醇孵育 96 孔 ELISPOT 板，100 微升/孔，室温下放置 30 s。
2. 弃乙醇，用 100 μL 无菌 PBS 洗涤 3 次。
3. 包被。将抗鼠 IFN-γ 单克隆抗体（一抗）用无菌、pH 7.4、无钙镁离子的 1× PBS（DPBS）稀释至 10 μg/mL，100 微升/孔，4 ℃下过夜。
4. 封闭。弃包被液，用 200 μL PBS 洗涤 3 次。每孔加入 200 μL 含 1% BSA 的 PBS，室温下孵育 2 h。
5. 弃封闭液，充分洗涤。
6. 取小鼠黑色素瘤细胞 B16 荷瘤小鼠脾脏和淋巴结细胞，分离纯化 CD8$^+$ T 细胞。
7. 加待测细胞。用 T 细胞培养基重悬经纯化的 CD8$^+$ T 细胞，调整细胞浓度至 1×10^6/mL，每孔加入 100 μL 细胞悬液，每组中加入不同浓度（如 1∶100、1∶500、1∶5000）的 TRP-2 抗原刺激（同时设立阴性对照、阳性对照和空白对照孔。阴性对照为不加刺激剂组，阳性对照为 PHA 刺激组，空白对照组不含细胞只加培养基）。37 ℃ 的 CO$_2$ 培养箱中孵育一定时间（24~48 h）。其间不要晃动或移动孔板。
8. 培养结束，弃上清，用 PBST（PBS+0.05% 的 Tween-20）清洗 4~6 遍，完全去除细胞，每次 200 微升/孔。在水槽边和吸水纸上轻轻拍打，完全吸干液体。
9. 用 1% 的 BSA 或者 1% 的 FCS 稀释生物素标记的检测抗体（二抗）至 10 μg/mL，每孔加入 100 μL，37 ℃下孵育 1.5~2 h。

医学免疫学实验技术

10. 倒去液体，用 100 μL 洗涤缓冲液 PBST 充分洗涤。

11. 用 1% 的 BSA 或者 1% 的 FCS 稀释链霉亲和素－碱性磷酸酶（streptavidin-ALP），每孔加入 100 μL，室温下孵育至少 1 h。

12. 倒去液体，用 100 μL 洗涤缓冲液 PBS 洗 3～5 次。在吸水纸上拍打，吸干残留的洗涤液。注意：不要使用带有 Tween-20 的洗涤缓冲液，因为 Tween-20 会干扰斑点的形成。

13. 加入底物 BCIP/NBT，每孔 100 μL，直至出现清晰的斑点。

14. 终止显色反应。去除底板，用流动的去离子水充分冲洗反应膜。吸水纸上轻拍，使膜干燥。保存时，将板倒置，以免残留的液体流回膜上。4 ℃下避光放置一夜，彻底晾干。

15. 使用 ELISPOT reader 读数。

结果示例见图 2-8-2。

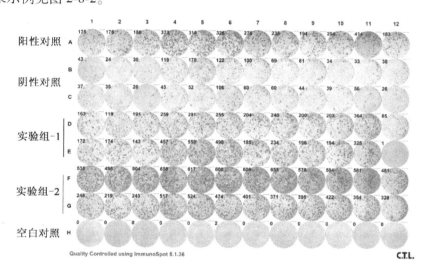

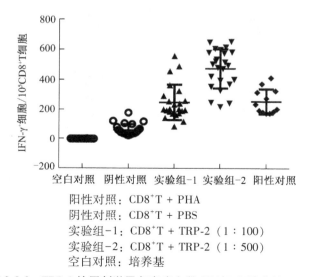

阳性对照：CD8⁺T + PHA
阴性对照：CD8⁺T + PBS
实验组-1：CD8⁺T + TRP-2（1∶100）
实验组-2：CD8⁺T + TRP-2（1∶500）
空白对照：培养基

图 2-8-2 TRP-2 抗原刺激黑色素瘤小鼠 CD8⁺T 细胞分泌 IFN-γ

五、注意事项

1. 乙醇预湿时间适当。PVDF 膜由于其疏水性，使用之前要用乙醇预湿，但预湿的时间不宜太短或太长，太短容易造成预湿不充分，太长容易有乙醇残留，影响后继实验。一般预湿时间为 30 s。

2. PVDF 膜比较脆弱，洗涤和加样时注意不要损伤膜。

3. 反应细胞数和刺激物浓度及培养时间都要根据实际情况设定。

4. 加样时注意避免气泡产生，避免拍打或剧烈摇晃培养板。

5. 细胞培养时注意不要晃动培养板，避免最后形成的斑点有"拖尾"现象。

6. 显色时间不宜太长或太短，太短斑点不能完全显现，太长易造成背景过深。

7. 显色后要充分洗涤 PVDF 膜。为减少背景干扰，PVDF 膜洗涤一定要充分。残留的底物会引起孔中的非特异性背景。

六、思考题

细胞因子的检测除了有 ELISA 和 ELISPOT 法，还可用哪些方法，各自的优缺点和适用范围如何？

推荐阅读文献：

［1］SHETE A, SURYAWANSHI P, CHAVAN C, et al. Development of IFN-γ secretory ELISPOT based assay for screening of ADCC responses ［J］. J Immunol Methods, 2017, 441: 49-55.

［2］JI N, FORSTHUBER T G. ELISPOT Techniques ［J］. Methods Mol Biol, 2016, 1304: 63-71.

［3］OOI J D, PETERSEN J, TAN Y H, et al. Dominant protection from HLA-linked autoimmunity by antigen-specific regulatory T cells ［J］. Nature, 2017, 545 (7653): 243-247.

（葛　彦）

实验九　蛋白免疫印迹

一、目的要求

1. 了解蛋白质印迹法的基本原理及其应用。
2. 掌握免疫印迹的实验操作方法。

二、实验原理

蛋白免疫印迹又称 Western blot，是一种利用抗原抗体特异性反应的原理检测固定在固相载体上蛋白质抗原的免疫化学技术方法。待测蛋白既可以是粗提物，也可以经过一定的分离和纯化。根据蛋白质抗原（待测蛋白）分子量大小利用十二烷基硫酸钠-聚丙烯酰胺凝胶（SDS-PAGE）电泳方法进行分离；再通过电场作用将凝胶中分离的蛋白转移到硝酸纤维素膜（NC 膜）上；利用针对目的抗原的单克隆或多克隆抗体（一抗）与 NC 膜上的抗原发生特异性结合，进一步用酶或其他某种物质标记的第二抗体与一抗反应，使得目的蛋白条带被酶等所标记。将 NC 膜上结合的酶与其特异性底物反应，使膜上目的蛋白条带显现并放大。根据蛋白条带的位置确定其分子量大小（图 2-9-1）。该方法广泛应用于蛋白的定性分析和半定量分析。因该实验中电泳分离后的蛋白往往需再利用电转移方法将蛋白转移到固相载体上，所以把这个过程称为免疫印迹。

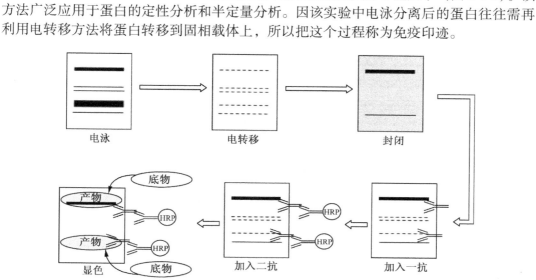

图 2-9-1　蛋白质免疫印迹技术的操作流程

三、实验材料

1. 蛋白质电泳仪、转膜仪、玻璃制胶版、离心机、电炉和暗盒。

2. 丙烯酰胺、N，N′-亚甲双丙烯酰胺、10% 的十二烷基硫酸钠（SDS）溶液、TEMED、10% 的过硫酸铵溶液。

3. 分离胶缓冲液：1.5 mmol/L Tris-HCl（pH 8.8）；浓缩胶缓冲液：0.5 mmol/L 的 Tris-HCl（pH 6.8）。

4. 2×SDS-PAGE 上样缓冲液：0.5 mol/L Tris-HCl 缓冲液（pH 6.8）8 mL，甘油 6.4 mL，10% 的 SDS 12.8 mL，巯基乙醇 3.2 mL，0.05% 的溴酚蓝 1.6 mL，H_2O 32 mL 混匀。

5. 10×Tris-甘氨酸电泳缓冲液：取 30.3 g Tris，188 g 甘氨酸，10 g SDS，用蒸馏水溶解至 1000 mL，得（0.25 mol/L）Tris-（1.92mol/L）甘氨酸电极缓冲液。

6. 转膜缓冲液：称取 2.9 g 甘氨酸、5.8g Tris 碱、0.37 g SDS，加入 200 mL 甲醇定容至 1000 mL。

7. 5% 的脱脂奶粉，PBS 缓冲液和 Tween-20。

8. 第一抗体和辣根过氧化物酶标记的第二抗体。

9. 显影液、定影液、X 胶片和红光源。

四、实验方法

1. 根据目的蛋白的性质，配制适当浓度的 SDS-PAGE 浓缩胶和分离胶（通常分离胶浓度为 12%，浓缩胶浓度为 5%）。

2. 处理蛋白质样品，按一定的上样顺序加样品 30 μL 于上样孔内，同时加入 15 μL 预染的蛋白 Marker，设定 100 V 电压进行电泳，直至蛋白条带完全分离。

3. 电泳实验结束后，剥离 SDS-PAGE 胶，小心放入转膜缓冲液中待用。

4. 裁取与胶等面积的硝酸纤维素膜 1 张，滤纸 6 张，浸透转膜缓冲液，同时将 2 张海绵垫也浸泡于转膜缓冲液中。

5. 按示意图的顺序和层次进行 SDS-PAGE 胶、NC 膜和滤纸 "三明治" 转移夹的铺设，夹紧后按正确方向放入转移槽进行蛋白质湿转，同时插入冰盒（图 2-9-2）。

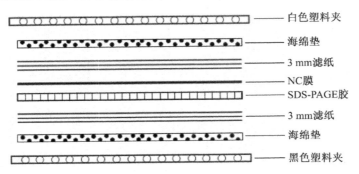

图 2-9-2　蛋白转移时各物品的放置次序和位置

6. 接通电源，设定电压 100 V，转移 2 h。取出转移夹并拆除，用扁头镊子夹出 NC 膜，观察蛋白 Marker 的转移效果。

7. 将 NC 膜置于反应盒，加入配制好的 5% 脱脂奶粉，室温下封闭 1 h。取出 NC 膜，置于第一抗体反应盒（抗体浓度为 5～10 μg/mL），室温下反应 2 h。

8. 取出 NC 膜置于 20 cm 玻璃平皿中，用 PBST 洗涤 2 次，每次 5 min。

9. 将 NC 膜置于辣根过氧化物酶标记的第二抗体反应盒（抗体浓度为 5 μg/mL），室温下反应 1 h。

10. 用 PBST 洗涤 2 次，每次 10 min。

11. 在暗室中沥干 NC 膜，铺于透明塑料袋，加入 ECL 反应底物。

12. 在暗盒中压入 X 线胶片，使蛋白条带曝光适当时间（目的条带蛋白量越高，曝光时间越短）。

13. 将 X 线胶片浸于显影液中反应 5 min，再用清水冲洗后置于定影液中反应 2 min 左右，用自来水冲洗后观察、晾干并拍照。

结果示例见图 2-9-3。

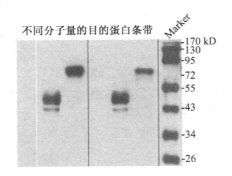

图 2-9-3　不同分子量目的蛋白的表达量显影图

五、注意事项

1. 蛋白上样量要适当，上样前须煮沸 3~5 min。
2. 铺 NC 膜时必须赶尽气泡，蛋白转膜过程中须保持低温，最好插入冰盒。
3. 抗体用量、反应时间和曝光时间要适当，否则容易出现非特异性条带。
4. 过硫酸铵须现配现用，电泳和转膜时正确接入正、负电极。

六、思考题

1. 免疫印迹的主要用途是什么？
2. 实验中转有蛋白的 NC 膜为什么要用 5% 的脱脂奶粉封闭？
3. 洗涤液中加入的 Tween-20 有何作用？

推荐阅读文献：

［1］莎姆布鲁克．分子克隆实验指南（第三版）［M］．黄培堂，译．北京：科学出版社，2002.

［2］奥斯伯，布伦特，金斯顿，等．精编分子生物学实验指南［M］．北京：科学出版社，2001.

［3］TAYLOR S C, POSCH A. The design of a quantitative western blot experiment ［J］. Biomed Res Int, 2014, 361：590.

［4］HNASKO T S, HNASKO R M. The Western Blot ［J］. Methods Mol Biol, 2015, 1318：87-96.

［5］KIM B. Western Blot Techniques ［J］. Methods Mol Biol, 2017, 1606：133-139.

（王　勤）

实验十　免疫沉淀

一、目的要求

1. 掌握免疫沉淀技术的基本原理。
2. 了解免疫沉淀技术在科学研究中的应用。

二、实验原理

免疫沉淀（immunoprecipitation，IP）是指利用蛋白质抗原和对应抗体能发生特异性结合形成带有 IgG（Fc）的复合体，再利用细菌蛋白质如"Protein A/G"与免疫球蛋白 Fc 片段发生特异性结合的特性而实现有效分离目的蛋白质抗原的免疫学方法。目前，多采用"Protein A/G"等预先结合固化在琼脂糖珠（Agrose-beads）上，使之与含有抗原/抗体复合物的蛋白溶液反应，Agrose-beads 上的 Protein A/G 就能吸附抗原/抗体复合物，从而达到纯化特异性蛋白抗原的目的（图 2-10-1）。免疫沉淀技术现已广泛应用于

DNA、蛋白质以及它们之间相互作用等领域的研究，并且该技术可与多种蛋白质研究技术联合应用。

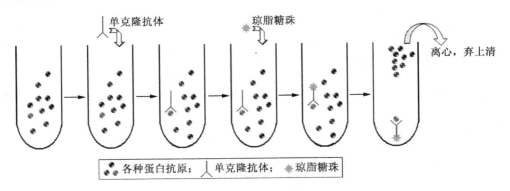

图 2-10-1　免疫沉淀技术原理示意图

三、实验材料

1. 高速温控离心机。

2. 摇床和冰浴反应盒。

3. 蛋白质电泳仪。

4. Western blot 转膜仪。

5. L929/CD28 基因转染细胞。

6. 细胞裂解缓冲液。

7. 蛋白酶抑制剂 Cocktail。

8. 抗人 CD28 单克隆抗体和 HRP‑抗人 CD28 单克隆抗体。

9. Protein A/G-beads。

10. 丙烯酰胺、N，N′‑亚甲双丙烯酰胺、10%的 SDS 溶液、TEMED、10%的过硫酸铵溶液、1.5 mmol/L 的 Tris-HCl（pH 8.8）、0.5 mmol/L 的 Tris-HCl（pH 6.8）。

11. PBS、SDS-PAGE 上样缓冲液、Tris‑甘氨酸电泳缓冲液、转膜缓冲液。

12. 5%的脱脂奶粉。

13. 显影液、定影液、X 线胶片。

四、实验方法

1. 收集约 1×10^7 个细胞。

2. 加入约 10 mL 预冷 PBS 到离心管中，并以 1000 r/min 的转速离心 10 min，洗涤细胞。

3. 弃去上清液并重复第 2 步。

4. 加入 1 mL 裂解缓冲液（含蛋白酶抑制剂），置摇床，冰上或 4℃下裂解 1 h。

5. 以 12000 r/min 的转速离心 10 min 后取上清。

6. 将 5 μg 鼠抗人 CD28 单克隆抗体加入细胞裂解液中，4℃下缓慢摇晃孵育 1 h。

7. 加入 50 μL Protein A/G-beads，继续 4℃下缓慢摇晃孵育 1 h。

8. 4℃下以 12000 r/min 的转速离心 5 min，将 Protein A/G-beads 离心至管底；将上清小心吸去，Protein A/G-beads 用 1 mL 裂解缓冲液洗涤 2 次。

9. 加入 30 μL 2×SDS 加样缓冲液，煮沸 10 min。

10. 进行 SDS-PAGE 蛋白质电泳和 Western blot 目的蛋白条带检测。

五、注意事项

1. 为降低蛋白酶的作用，须预冷处理细胞裂解液，并且保持整个实验在低温下进行操作。

2. 为防止目的蛋白降解，细胞裂解液中必须加入蛋白酶抑制剂。

3. 实验中须选择恰当的细胞裂解液用量。若细胞裂解液过少，则不能有效裂解细胞表面抗原；若细胞裂解液过多，则抗原浓度被稀释。

4. 抗体用量会影响免疫沉淀的效果。抗体过少，将不能获得足量的蛋白抗原；抗体过多，则不能被琼脂糖珠完全结合，残余在裂解液中。

5. 蛋白质裂解反应后某些抗原决定簇可能会发生改变，影响与抗体的结合。

六、思考题

1. 细胞裂解液中蛋白酶抑制剂的作用是什么？

2. 影响免疫沉淀实验中获取目的蛋白的因素有哪些？

推荐阅读文献：

［1］WILLIAMS N E. Immunoprecipitation procedures ［J］. Methods Cell Biol, 2000, 62：449-453.

［2］KABOORD B, PERR M. Isolation of proteins and protein complexes by immunoprecipitation ［J］. Methods Mol Biol, 2008, 424：349-364.

［3］科利根，比勒，马古利斯，等. 精编免疫学实验指南 ［M］. 曹雪涛，等译. 北京：科学出版社，2009.

［4］LIN J S, LAI E M. Protein-protein interactions：co-Immunoprecipitation ［J］. Methods Mol Biol, 2017, 1615：211-219.

［5］BONIFACINO J S, GERSHLICK D C, ANGELICA E C D. Immunoprecipitation ［J］. Curr Protoc Cell Biol, 2016, 71：7.2.1-7.2.24.

（王　勤）

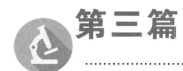

第三篇

淋巴细胞亚群分析

实验一　T 淋巴细胞亚群的测定

一、目的要求

1. 掌握 T 淋巴细胞不同亚群的常用表面标志。
2. 掌握免疫荧光法 T 细胞亚群测定的原理和操作方法。
3. 了解 T 细胞亚群测定的临床意义。

二、实验原理

　　T 淋巴细胞是参与机体免疫调节和免疫应答的主要细胞，是作为细胞免疫重要的介导细胞，其组成复杂且不均一。根据其是否表达 CD4 或 CD8 分子可将 T 细胞分为 $CD4^+$ T 细胞亚群和 $CD8^+$ T 细胞亚群。$CD4^+$ T 细胞根据其分泌的细胞因子和介导的功能不同又分为 Th1、Th2、Th9、Th17、Treg 等（详见本篇相应章节），$CD8^+$ T 细胞主要为细胞毒性 T 细胞。在正常情况下，人外周血中各群 T 淋巴细胞的数目和相对比例都在一定的范围内（表 3-1-1），T 细胞亚群的测定有助于了解机体免疫状况，进行一些疾病的监测，对患者的免疫功能和预后做出判断并指导治疗。

表 3-1-1　中国人各群 T 淋巴细胞表型参考值

项目	阳性率	绝对数（个/微升）
T 细胞（$CD3^+$）	61%~85%	955~2860
辅助性 T 细胞（$CD3^+CD4^+$）	28%~58%	550~1440
细胞毒性 T 细胞（$CD3^+CD8^+$）	19%~48%	320~1250
$CD4^+T/CD8^+T$	0.9~2.0	

　　注：同一 T 细胞亚群中有多种克隆的 McAb，同一 T 细胞亚群中不同 McAb 所测出的数值不同，每个实验室应测定自己实验室的正常数值。

　　利用不同淋巴细胞亚群特异性的表面标志，采用不同荧光标记的单克隆抗体与淋巴细胞表面的相应抗原结合，通过流式细胞术（flow cytometry，FCM）检测分析即可把不同淋巴细胞亚群区分开来，进而得到各亚群的相对比例。CD3 是 T 细胞的特异性抗原，首先用 CD3 来圈定外周血 T 细胞群体，然后利用 $CD3^+$ T 细胞是否表达 CD4 和 CD8 将 T 细胞分为两个亚群：$CD4^+$ T 细胞（$CD3^+CD4^+$）和 $CD8^+$ T 细胞（$CD3^+CD8^+$）。

淋巴细胞各亚群之间的相互制约和相互辅助作用是维持机体正常免疫应答反应的保障。因此，T淋巴细胞亚群的测定是检测机体细胞免疫功能的重要方法，有助于探索某些疾病（如自身免疫性疾病、免疫缺陷病、恶性肿瘤、血液病、变态反应性疾病等）的发病机制，且对临床的辅助诊断治疗、观察疗效及监测预后有重要意义。

CD4⁺T淋巴细胞减少多见于恶性肿瘤、遗传性免疫缺陷病、艾滋病患者及应用免疫抑制剂的患者。$CD8^+$T淋巴细胞增多常见于自身免疫性疾病、变态反应性疾病，如系统性红斑狼疮（SLE）、慢性活动性肝炎、肿瘤及病毒感染等。若$CD4^+$T/$CD8^+$T比值显著降低，应首先考虑艾滋病。$CD4^+$/$CD8^+$比值增高常见于恶性肿瘤、自身免疫性疾病，如类风湿关节炎、1型糖尿病等。此外，它还可用于监测器官移植的排异反应，若移植后$CD4^+$T/$CD8^+$T比移植前明显增高，则提示可能发生排异反应。

三、实验材料

1. 肝素抗凝的人外周静脉血3 mL。

2. FITC抗人CD3单抗、PE抗人CD4单抗、APC抗人CD8单抗和相应荧光标记的鼠抗人同型对照抗体。

3. 磷酸盐缓冲液（phosphate-buffered saline，PBS）。

4. 溶血剂。

5. 倒置显微镜、离心机、微量移液器、血球计数板、盖玻片、离心管、吸管、吸球等。

6. 流式细胞仪。

四、实验方法

1. 取新鲜抗凝人外周血3 mL，加入溶血剂0.5 mL，室温下孵育10 min，室温下以$400 \times g$离心10 min，弃上清。

2. 加入PBS 10 mL洗涤细胞，室温下以$400 \times g$离心10 min，重复洗涤一次。

3. 进行细胞计数后，将细胞浓度调整至1×10^6/mL，按每个试验100 μL加入流式管。

4. 加入FITC抗人CD3单抗、PE抗人CD4单抗、APC抗人CD8单抗，4 ℃下避光孵育20 min；设立FITC-CD3、PE-CD4、APC-CD8单抗分别标记组和空白组，以及同型对照标记组；抗体用量为每个试验5 μL。

5. 加入PBS 5 mL洗涤细胞，室温下以$400 \times g$离心10 min，重复洗涤一次，采用流式细胞仪分析。

结果示例见图3-1-1。

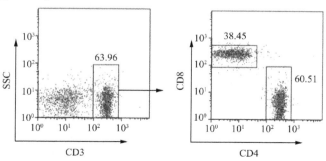

图3-1-1　T细胞亚群分析

五、注意事项

1. 利用溶血剂充分裂解红细胞，以免影响抗体染色效果。
2. 多色荧光标记细胞后，用流式细胞仪检测时需调节补偿，以减小误差。

六、思考题

1. T 细胞还有哪些分类和亚群鉴定方法？
2. T 细胞亚群鉴定有什么临床意义？

推荐阅读文献：

［1］CHATTOPADHYAY P K, ROEDERER M. Immunophenotyping of T cell subpopulations in HIV disease［J］. Curr Protoc Immunol, 2005, 65（1）：12. 12. 1-12. 12. 15.

［2］LAUER F T, DENSON J L, Burchiel S W. Isolation, cryopreservation, and immunophenotyping of human peripheral blood mononuclear cells［J］. Curr Protoc Toxicol, 2017, 74：18. 20. 1-18. 20. 16.

（李　扬）

实验二　Th1/Th2 细胞亚群分析

一、目的要求

1. 掌握 Th1/Th2 细胞亚群的常用标志。
2. 掌握流式细胞术测定 Th1/Th2 细胞亚群的原理和操作方法。

二、实验原理

T 细胞亚群主要包括 $CD4^+T$ 细胞亚群和 $CD8^+T$ 细胞亚群。$CD4^+T$ 细胞即辅助性 T 细胞（Th）。未受抗原刺激的初始 $CD4^+T$ 细胞为 Th0，它在不同的活化条件下可分化为各种 Th 细胞亚群，包括 Th1、Th2、Th9、Th17、Treg、Tfh 等，不同的 Th 细胞亚群可合成和分泌各自特征性的细胞因子，我们可通过检测细胞因子来确定 Th 细胞的亚群。

目前主要有 3 种检测细胞因子的方法，即胞内染色法、流式细胞小球微阵列术（cytometric bead array, CBA）和酶联免疫吸附实验（enzyme linked immunosorbent assay, ELISA）。前两者是利用流式细胞术（flow cytometry, FCM）的方法检测细胞因子。细胞因子是由细胞合成和分泌的，通过流式细胞术可以检测细胞内新合成的细胞因子。采用胞内染色法检测细胞因子的基本原理是：通过体外多克隆激活剂，如佛波酯（phorbol-12-myristate-13-acetate, PMA）和离子霉素（ionomycin）活化细胞，同时用蛋白转运抑制剂 Golgiplug 阻断胞内高尔基体介导的蛋白质转运，抑制细胞因子释放到细胞外，从而使细胞因子在细胞内蓄积，经过多聚甲醛固定和皂角苷破膜增加细胞膜的通透性后，用荧光素标记的抗细胞因子的抗体与细胞内特定的细胞因子相结合，同时以非相关性同型匹配的抗体作为同型对照，通过流式细胞术检测不同细胞亚群分泌的胞内细胞因子，确定分泌特定胞内细胞因子的细胞数量和比例。常用的荧光染料有异硫氰酸荧光素（fluorescein isothiocyanate，FITC）、藻红蛋白（P-phycoerythrin，PE）、别藻青蛋白（allophycocyanin，APC）等。

因此，应用流式细胞术检测胞内细胞因子的基本步骤是活化细胞、抑制细胞内蛋白质转运、细胞表面分子染色、细胞固定和破膜、胞内细胞因子染色、流式细胞分析。

目前，流式细胞术检测胞内细胞因子的技术已得到广泛应用。该方法不仅特异性和敏感性高，而且可以简便、快速地同时对大量标本进行多参数分析。应用几种特异性抗细胞因子和细胞表面标志的荧光抗体的多色流式细胞术，可以高效地检测细胞因子产生细胞的特性和频率。

在细胞因子 IL-12 和 IFN-γ 的共同刺激下，Th0 细胞通过转录因子 stat4 活化，促使主要的转录因子 T-bet 活化，从而分化为 Th1 细胞；在细胞因子 IL-4 和 IL-33 的作用下，促进 stat6 和 gata3 的活化，从而诱导 Th2 细胞的分化。Th1 细胞主要分泌 IFN-γ、TNF-α、IL-2、IL-12 等，它们能促进 Th1 增殖，参与巨噬细胞活化，增强细胞介导的抗感染免疫，尤其是抗胞内病原体的感染。Th2 细胞主要分泌 IL-4、IL-5、IL-6、IL-10、IL-13 等，这些细胞因子能促进 B 细胞的增殖、分化和抗体生成，参与体液免疫。Th1 和 Th2 细胞是一对重要的效应细胞，相互抑制，测定 Th1/Th2 细胞的调节对维持机体正常的免疫功能至关重要，Th1/Th2 的失衡与多种自身免疫性疾病、感染性疾病、过敏性疾病、肿瘤、移植排斥的发生发展密切相关。

Th1 细胞可分泌 IFN-γ 而不分泌 IL-4，Th2 细胞可分泌 IL-4 而不分泌 IFN-γ，因此可以通过检测胞内细胞因子 IFN-γ 及 IL-4 来分析鉴别 Th1 和 Th2。

三、实验材料

1. 肝素抗凝的人外周血 4 mL。
2. 超净工作台。
3. 倒置显微镜、离心机、微量移液器、血球计数板、盖玻片、离心管、吸管、吸球等。
4. 流式细胞仪。
5. CO_2 细胞培养箱。
6. 淋巴细胞分离液（Ficoll 液）。
7. PE 抗人 IFN-γ、PE 抗人 IL-4、APC 抗人 CD4 及相应荧光标记的同型对照抗体。
8. RPMI 1640 完全培养基。
9. 蛋白转运抑制剂 Golgiplug（含 brefeldin A）。
10. 离子霉素（ionomycin），工作终浓度为 1000 ng/mL。
11. 佛波酯（phorbol-12-myristate-13-acetate，PMA），工作终浓度 20 ng/mL。
12. 固定/破膜液、破膜洗液。
13. 磷酸盐缓冲液（phosphate-buffered saline，PBS）。

四、实验方法

1. 在超净工作台上无菌分离 PBMC，计数（具体方法详见外周血单个核细胞的分离实验）。

2. 加入 5 mL PBS 洗涤 PBMC，室温下以 300×g 离心 10 min，弃上清以彻底去除残留的淋巴细胞分离液。重复洗涤一次。

3. 以 RPMI 1640 完全培养基定容细胞，密度为 1×10^6/mL。将定容的 PBMC 种于细胞培养板（如 24 孔板，每孔 1 mL PBMC 悬液），加入 PMA（终浓度为 20 ng/mL），加入离子霉素（终浓度为 1000 ng/ mL），置于 37℃、5% 的 CO_2 孵箱内孵育。

4. 孵育 1 h 后加入 Golgiplug 1 μL，继续孵育 4 h 后收集细胞。

5. 收集孵育培养后的 PBMC，分配于做好标记的流式管，设有 CD4-IFNγ 实验组、CD4-IL-4 实验组、同型对照组和空白对照组，加入 2 mL PBS 洗涤，室温下以 400×g 离心 10 min，弃上清。

6. 轻轻弹起 PBMC 沉淀，使之重悬于约 100 μL 残留的液体中，每个试验加入 APC-抗人 CD4 荧光抗体 5 μL，轻轻振荡混匀，4℃ 下避光孵育 20 min。

7. 孵育结束后加入 2 mL PBS 洗涤，室温下以 400×g 离心 10 min，弃上清。准备进行胞内染色。

8. 每管加入固定/破膜液 250 μL，轻轻振荡混匀，4℃ 下避光孵育 30 min。

9. 孵育结束的 PBMC 每管加入破膜洗液 1 mL，室温下以 400×g 离心 10 min，弃上清，重复洗涤一次。

10. 轻轻弹起 PBMC 沉淀，使之重悬于残留的约 100 μL 液体中，分别加入 PE 抗人 IFN-γ、PE 抗人 IL-4 至相应各管，轻轻振荡混匀，4℃ 下避光孵育 20 min。同型对照组加入等量同型对照抗体。荧光抗体用量为每个试验 5 μL。

11. 孵育结束后每管以破膜洗液 1 mL 洗涤 2 次，室温下以 400×g 离心 10 min。

12. 弃上清，加入 PBS 200 μL 重悬细胞，立即用流式细胞仪进行检测；或者用 1% 的多聚甲醛溶液固定，48 h 内上机检测。

结果示例见图 3-2-1。

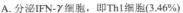
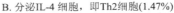
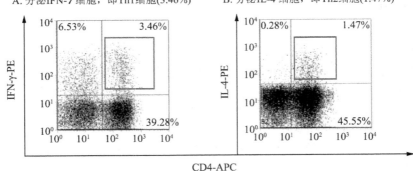

图 3-2-1　流式细胞术鉴定人 PBMC 中 Th1 细胞和 Th2 细胞

五、注意事项

1. 细胞需培养 5 h，操作过程遵循无菌原则。
2. 双色荧光标记细胞后用流式细胞仪进行检测，必要时调节补偿。
3. 选择合适的同型对照。

六、思考题

1. Th1/Th2 细胞亚群的功能是什么？
2. Th1/Th2 细胞亚群失衡有什么临床意义？

推荐阅读文献：

［1］YIN Y，MITSON-SALAZAR A，PRUSSIN C. Detection of intracellular cytokines by flow cytometry［J］. Curr Protoc Immunol，2015，110：1-18.

［2］LI L，QIAO D，LI Q，et al. Distinct polyfunctional CD4+ T cell responses to BCG，ESAT-6 and CFP-10 in tuberculous pleurisy［J］. Tuberculosis（Edinb），2012，92（1）：63-71.

［3］O'SHEA J. A first look at Th cell transcriptomes［J］. Nat Rev Immunol，2015，15（11）：668.

（李　扬）

实验三　Th9 细胞亚群分析

一、目的要求

1. 掌握 Th9 细胞亚群的常用标志。
2. 掌握流式细胞术测定 Th9 细胞亚群的原理和操作方法。
3. 了解 Th9 细胞测定的临床意义。

二、实验原理

应用流式细胞术检测胞内细胞因子，进而确定 Th 细胞亚群。Th9 细胞是近年来发现的一群重要的 Th 细胞亚群。细胞因子 TGF-β 和 IL-4 共同作用激活转录因子 IRF4 和 PU-1，可促进 Th0 细胞向 Th9 细胞分化。另外，Th9 细胞也可由 TGF-β 单独诱导 Th2 细胞分化而成。Th9 细胞通过其特征性细胞因子 IL-9 的分泌，在过敏性疾病、抗寄生虫感染、自身免疫性疾病中发挥重要作用。我们可通过检测胞内细胞因子 IL-9 来分析鉴别 Th9 细胞亚群。

三、实验材料

1. 肝素抗凝的人外周静脉血 4 mL。
2. 超净工作台。
3. 倒置显微镜、离心机、微量移液器、血球计数板、盖玻片、离心管、吸管、吸球等。
4. 流式细胞仪。
5. CO_2 细胞培养箱。
6. 淋巴细胞分离液（Ficoll 液）。
7. PE 抗人 IL-9、APC 抗人 CD4 及相应荧光标记的同型对照抗体。
8. RPMI 1640 完全培养基。
9. 蛋白转运抑制剂 Golgiplug（含 brefeldin A）。
10. 离子霉素（ionomycin），工作终浓度为 1000 ng/mL。

11. 佛波酯（phorbol-12-myristate-13-acetate，PMA），工作终浓度为 20 ng/mL。

10. 固定/破膜液、破膜洗液。

11. 磷酸盐缓冲液（phosphate-buffered saline，PBS）。

四、实验方法

1. 在超净工作台上无菌分离 PBMC，计数（具体方法详见外周血单个核细胞的分离实验）。

2. 加入 5mL PBS 洗涤 PBMC，室温下以 $300 \times g$ 离心 10 min，弃上清以彻底去除残留的淋巴细胞分离液。重复洗涤一次。

3. 以 RPMI 1640 完全培养基定容细胞，密度为 $1 \times 10^6/mL$。

4. 将定容的 PBMC 种于细胞培养板（如 24 孔板，每孔 1 mL PBMC 悬液），加入 PMA（终浓度为 20 ng/mL），加入离子霉素（终浓度为 1000 ng/mL），置于 37 ℃、5% 的 CO_2 孵箱内孵育。

5. 孵育 1 h 后加入 Golgiplug 1 μL，继续孵育 4 h 后收集细胞。

6. 收集孵育培养后的 PBMC，分配于做好标记的流式管，设有 CD4-IL-9 实验组、同型对照组和空白对照组，加入 2 mL PBS 洗涤，室温下以 $400 \times g$ 离心 10 min，弃上清。

7. 轻轻弹起 PBMC 沉淀，使之重悬于约 100 μL 残留的液体中，每个试验加入 APC-抗人 CD4 荧光抗体 5 μL，轻轻振荡混匀，4 ℃下避光孵育 20 min。

8. 孵育结束后加入 2 mL PBS 洗涤，室温下以 $400 \times g$ 离心 10 min，弃上清，备用于胞内染色。

9. 每管加入固定/破膜液 250 μL，轻轻振荡混匀，4 ℃下避光孵育 30 min。

10. 孵育结束后每管 PBMC 加入破膜洗液 1 mL，室温下以 $400 \times g$ 离心 10 min，弃上清。重复洗涤一次。

11. 轻轻弹起 PBMC 沉淀，使之重悬于残留的约 100 μL 液体中，分别加入 PE 抗人 IL-9 及同型对照抗体至相应各管，轻轻振荡混匀，4 ℃下避光孵育 20 min。荧光抗体用量为每个试验 5 μL。

12. 孵育结束后每管以破膜洗液 1 mL 洗涤 2 次，室温下以 $400 \times g$ 离心 10 min。

13. 弃上清，加入 PBS 200 μL 重悬细胞，立即进行流式细胞术检测；或者用 1% 的多聚甲醛溶液固定后 48 h 内上机检测。

五、注意事项

1. 细胞需培养 5 h，操作过程遵循无菌原则。

2. 双色荧光标记细胞后用流式细胞仪进行检测，必要时调节补偿。

3. 选择合适的同型对照。

六、思考题

1. Th9 细胞亚群所分泌的特异性细胞因子有哪些功能？

2. Th9 细胞数量的变化有什么临床意义？

推荐阅读文献：

[1] XIAO X，FAN Y，LI J，et al. Guidance of super-enhancers in regulation of IL-9 induction and airway inflammation [J]. J Exp Med，2018，215（2）：559-574.

［2］BENEVIDES L, COSTA R S, TAVARES L A, et al. B lymphocyte-induced maturation protein 1 controls Th9 cell development, IL-9 production, and allergic inflammation［J］. J Allergy Clin Immunol, 2019, 143（3）：1119−1130.

［3］FLEMMING A. Th9 cells tackle advanced tumours［J］. Nat Rev Immunol, 2018, 18（8）：479.

（李　扬）

实验四　Th17 细胞亚群分析

一、目的要求

1. 掌握 Th17 细胞亚群的常用标志。

2. 掌握流式细胞术测定 Th17 细胞亚群的原理和操作方法。

3. 了解 Th17 细胞测定的临床意义。

二、实验原理

CD4$^+$T 细胞即辅助性 T 细胞（Th），在不同的活化条件下可分化为各种 Th 细胞亚群。不同的 Th 细胞亚群分泌不同的细胞因子，介导不同的功能。除了经典的 Th1 和 Th2 细胞亚群之外，Th9、Th17、Th22、Treg、Tfh 细胞亚群也被发现并深入研究。可应用流式细胞术检测胞内细胞因子，进而确定 Th 细胞亚群。

在细胞因子 TGF-β、IL-6 及 IL-23 的存在下，通过活化转录因子 stat3 和 ROR-γt，可促进 Th17 细胞的分化。Th17 细胞通过分泌 IL-17、IL-17F、IL-22 和 IL-21 等，参与抗感染免疫，促进炎症反应，介导自身免疫性疾病（如银屑病、类风湿性关节炎、炎性反应性肠病、过敏性哮喘等），参与糖尿病、肿瘤和移植排斥等的发生发展，成为近数十年来的研究热点。本实验通过荧光标记胞内细胞因子 IL-17 来分析鉴别 Th17 细胞亚群。

三、实验材料

1. 肝素抗凝的人外周静脉血 4 mL。

2. 超净工作台。

3. 倒置显微镜、离心机、微量移液器、血球计数板、盖玻片、离心管、吸管、吸球等。

4. 流式细胞仪。

5. CO_2 细胞培养箱。

6. 淋巴细胞分离液（Ficoll 液）。

7. PE 抗人 IL-17、APC 抗人 CD4 及相应荧光标记的同型对照抗体。

8. RPMI 1640 完全培养基。

9. 蛋白转运抑制剂 Golgiplug（含 brefeldin A）。

10. 离子霉素（ionomycin），工作终浓度为 1000 ng/mL。

11. 佛波酯（phorbol-12-myristate-13-acetate，PMA），工作终浓度为 20 ng/mL。

10. 固定/破膜液、破膜洗液。

11. 磷酸盐缓冲液（phosphate-buffered saline，PBS）。

四、实验方法

1. 在超净工作台上无菌分离 PBMC，计数（具体方法详见外周血单个核细胞的分离实验）。

2. 加入 5 mL PBS 洗涤 PBMC 2 次，室温下以 $300 \times g$ 离心 10 min，弃上清以彻底去除残留的淋巴细胞分离液。

3. 以 RPMI 1640 完全培养基定容细胞，密度为 1×10^6/mL。将定容的 PBMC 种于细胞培养板（如 24 孔板，每孔 1 mLPBMC 悬液），加入 PMA（终浓度为 20 ng/mL），加入离子霉素（终浓度为 1000 ng/mL），置于 37℃、5% 的 CO_2 孵箱内孵育。

4. 孵育 1h 后加入 Golgiplug 1μL，继续孵育 4h 后收集细胞。

5. 收集孵育培养后的 PBMC，分配于做好标记的流式管，设 CD4-IL-17 实验组、同型对照组和空白对照组，加入 2 mL PBS 洗涤，室温下以 $400 \times g$ 离心 10 min，弃上清。

6. 轻轻弹起 PBMC 沉淀，使之重悬于约 100 μL 残留的液体中，每个试验加入 APC 抗人 CD4 荧光抗体 5 μL，轻轻振荡混匀，4℃ 下避光孵育 20 min。

7. 孵育结束后加入 2 mL PBS 洗涤，室温下以 $400 \times g$ 离心 10 min，弃上清，备用于胞内染色。

8. 每管加入固定/破膜液 250 μL，轻轻振荡混匀，4℃ 下避光孵育 30 min。

9. 孵育结束的 PBMC 每管加入破膜洗液 1 mL，室温下以 $400 \times g$ 离心 10 min，弃上清。重复洗涤一次。

10. 轻轻弹起 PBMC 沉淀，使之重悬于约 100 μL 残留的液体中，分别加入 PE 抗人 IL-17 及同型对照抗体至相应各管，轻轻振荡混匀，4℃ 下避光孵育 20 min。荧光抗体用量为每个试验 5 μL。

11. 孵育结束后每管以破膜洗液 1 mL 洗涤 2 次，室温下以 $400 \times g$ 离心 10 min。

12. 弃上清，加入 PBS 200 μL 重悬细胞，立即进行流式细胞术检测；或者用 1% 的多聚甲醛溶液固定后 48 h 内上机检测。

结果示例见图 3-4-1。

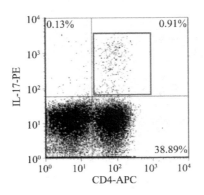

图 3-4-1 流式细胞术鉴定人 PBMC 中 Th17 细胞

五、注意事项

1. 细胞需培养 5 h，操作过程遵循无菌原则。
2. 双色荧光标记细胞后用流式细胞仪进行检测，必要时调节补偿。
3. 选择合适的同型对照。

六、思考题

1. Th17 细胞亚群的功能是什么？
2. Th17/Treg 细胞亚群失衡有什么临床意义？

推荐阅读文献：

[1] KAUFMANN U, KAHLFUSS S, YANG J, et al. Calcium signaling controls pathogenic Th17 cell-mediated inflammation by regulating mitochondrial function [J]. Cell Metab, 2019, 29 (5)：1104-1118.

[2] KARMAUS P, CHEN X, LIM S A, et al. Metabolic heterogeneity underlies reciprocal fates of Th17 cell stemness and plasticity [J]. Nature, 2019, 565 (7737)：101-105.

[3] ZHOU M, YANG B, MA R, et al. Memory Th-17 cells specific for C. albicans are persistent in human peripheral blood [J]. Immunol Lett, 2008, 118 (1)：72-81.

[4] YANG P, QIAN F Y, ZHANG M F, et al. Th17 cell pathogenicity and plasticity in rheumatoid arthritis [J]. J Leukoc Biol, 2019, 106 (6)：1233-1240.

（李 扬）

实验五　Treg 细胞亚群分析

一、目的要求

1. 掌握 Treg 的常用鉴定标志。
2. 掌握流式细胞术测定 Treg 的原理和操作方法。
3. 了解 Treg 的临床意义。

二、实验原理

调节性 T 细胞（regulatory T cell，Treg）是一类具有免疫调节功能的 T 细胞群，主要包括自然调节 T 细胞（nature Treg，nTreg）、诱导性调节 T 细胞（inducible Treg，iTreg）及 $CD8^+$ 调节 T 细胞。nTreg 来源于胸腺，表达转录因子 FoxP3，其表型为 $CD4^+$ $CD25^+FoxP3^+$。Treg 能分泌 TGF-β 和 IL-10，具有增殖无能的特点，能抑制效应 T 细胞增殖而具有免疫抑制作用，在维持自身耐受、自身稳定和免疫应答的反馈型调节中发挥重要作用，并参与多种免疫性疾病及肿瘤的发生发展。

三、实验材料

1. 肝素抗凝的人外周静脉血 10 mL。

2. 超净工作台。

3. 倒置显微镜、离心机、微量移液器、血球计数板、盖玻片、离心管、吸管、吸球等。

4. 流式细胞仪。

5. CO_2 细胞培养箱。

6. 淋巴细胞分离液（Ficoll 液）。

7. FITC 抗人 CD4、PE 抗人 CD25、APC 抗人 FoxP3 及相应荧光标记的同型对照抗体。

8. RPMI 1640 完全培养基。

9. 固定/破膜液、破膜洗液。

10. 磷酸盐缓冲液（phosphate-buffered saline，PBS）。

四、实验方法

1. 在超净工作台上无菌分离 PBMC，计数（具体方法详见外周血单个核细胞的分离实验）。

2. 加入 5 mL PBS 洗涤 PBMC 2 次，室温下以 300×g 离心 10 min，弃上清以彻底去除残留的淋巴细胞分离液。

3. 以 PBS 定容细胞至细胞浓度为 $2×10^6/mL$。

4. 取流式管，做好标记，每管加入 100 μL 细胞悬液，先进行表面染色，每个试验加入 FITC 抗人 CD4、PE 抗人 CD25 各 5 μL，轻轻振荡混匀，4 ℃下避光孵育 20 min，设定空白对照。

5. 孵育结束后加入 2 mL PBS 洗涤，室温下以 400×g 离心 10 min，弃上清，备用于胞内染色。

6. 加入配好的固定/破膜液，每管 1 mL，轻轻振荡混匀，4 ℃下避光孵育 30 min。

7. 孵育结束的 PBMC 每管加入破膜洗液 1 mL，室温下以 400×g 离心 10 min，弃上清。重复洗涤一次。

8. 轻轻弹起 PBMC 沉淀，使之重悬于约 100 μL 残留的液体，分别加入 APC 抗人 FoxP3 抗体及同型对照抗体至相应各管，抗体用量为每个试验 5 μL，轻轻振荡混匀，4 ℃下避光孵育 20 min。

9. 孵育结束后每管以破膜洗液 1 mL 洗涤 2 次，室温下以 400×g 离心 10 min。

10. 弃上清，加入 PBS 200 μL 重悬细胞，立即应用流式细胞仪检测；或者用 1% 的多聚甲醛溶液固定后 48 h 内上机检测。

结果示例见图 3-5-1。

医学免疫学实验技术

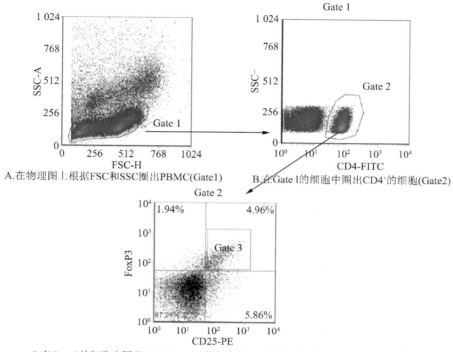

A.在物理图上根据FSC和SSC圈出PBMC(Gate1)　　B.在Gate1的细胞中圈出CD4⁺的细胞(Gate2)

C.在Gate2的细胞中圈出CD25⁺FoxP3⁺的细胞(Gate3),即为CD4⁺CD25⁺FoxP3⁺Treg,占4.96%

图 3-5-1　流式细胞术鉴定人 PBMC 中 CD4⁺CD25⁺FoxP3⁺Treg 细胞

五、注意事项

1. 多色荧光标记细胞后用流式细胞仪进行检测，必要时调节补偿。

2. 选择合适的同型对照。

六、思考题

1. Treg 细胞的功能是什么？

2. Treg 细胞有哪些临床意义？

推荐阅读文献：

［1］LI L, LAO S H, WU C Y. Increased frequency of CD4（+）CD25（high）Treg cells inhibit BCG-specific induction of IFN-gamma by CD4（+）T cells from TB patients ［J］. Tuberculosis（Edinb）, 2007, 87（6）：526-534.

［2］LI M O, RUDENSKY A Y. T cell receptor signaling in the control of regulatory T cell differentiation and function ［J］. Nat Rev Immunol, 2016, 16（4）：220-233.

（李　扬）

实验六　Tfh 细胞和 Tfr 细胞亚群分析

一、目的要求

1. 掌握采用免疫荧光技术标记外周 Tfh 和 Tfr 细胞表面标志的原理。
2. 熟悉采用流式细胞术检测外周 Tfh 和 Tfr 细胞的基本流程。

二、实验原理

免疫荧光技术（immunofluorescence technique）是指将抗体（或抗原）经荧光素标记后再与相应的抗原（或抗体）结合，抗原抗体结合物在蓝紫色光的照射下可发出可见光（称为荧光），然后借助荧光显微镜或流式细胞仪对待测抗体或抗原进行定性和定量分析的一种技术。近年来，人们常常利用多种标记不同荧光素的抗体与不同种类免疫细胞上的特征性抗原结合，通过流式细胞仪检测出各种免疫细胞的比例。

滤泡辅助性 T 细胞（follicular helper T cells，Tfh 细胞）因其对 B 细胞的重要作用成为近年来备受关注的一类新型 $CD4^+$ T 细胞亚群。滤泡调节性 T 细胞（follicular regulatory T cells，Tfr 细胞）则是抑制 Tfh 活性的细胞，Tfh 和 Tfr 细胞共同发挥作用调节 B 细胞的活性。Tfh 细胞和 Tfr 细胞在多种自身免疫性疾病，如系统性红斑狼疮、1 型糖尿病、Graves' 病中呈异常表达，因此通过流式细胞仪检测外周血中 Tfh 和 Tfr 细胞比例有助于这些疾病的辅助诊断及患者机体免疫状态的判断。CXCR5 和 PD-1 高表达在 Tfh 细胞上，它们被认为是 Tfh 细胞的标志分子；CD25 和 CD127 的标记常常用于区分 Tfr 和 Tfh 细胞。因此，$CD4^+CD25^-CD127^+CXCR5^+PD-1^+$ 作为 Tfh 细胞的检测标记，而 $CD4^+CD25^+CD127^-CXCR5^+PD-1^+$ 则为 Tfr 细胞的检测标记。

三、实验材料

本实验通过收集 Graves' 病患者外周血，以检测外周 Tfh 和 Tfr 细胞的比例为例介绍流式细胞术。实验材料如下：

1. Graves' 病患者外周血。
2. 淋巴细胞分离液（Ficoll 液）。
3. 小鼠抗人抗体，包括 anti-CD4-BV605、anti-CD25-BV421、anti-CD127-PE-cy7、anti-CXCR5-APC、anti-PD-1-FITC。
4. pH 7.2、0.01mol/L 的 PBS，Hanks 液，小牛血清（FCS）。
5. 微量移液器、Eppendorf 管、50 mL 的离心管、吸管、吸球、计数板。
6. 流式细胞仪。
7. 离心机。

四、实验方法

1. 抽取 Graves' 病患者外周血 2 mL，加入肝素抗凝剂。
2. 用 Hanks 液将外周血稀释一倍，混匀，将稀释液与 Ficoll 分离液按 1：1 的比例缓缓加入 15 mL 的离心管中。

3. 18 ℃～22 ℃下以 1500 r/min 的转速离心 30 min。

4. 吸取液体中间层的白膜层，获取外周血单个核细胞（PBMC）。

5. 加入等体积 PBS 洗涤 2 次后，弃上清。

6. 用 PBS 液重悬细胞，计数，调整细胞浓度至 $1×10^6$/mL。

7. 取 50 μL 细胞悬液，加入 Eppendorf 管，分别加入 Tfh 与 Tfr 细胞相关抗体（anti-CD4-BV605、anti-CD25-BV421、anti-CD127-PE-cy7、anti-CXCR5-APC、anti-PD-1-FITC），抗体按照 1∶80 的比例稀释作为工作浓度，混匀。同时设置阴性对照。

8. 4 ℃下避光反应 30 min。

9. 用 PBS 洗涤 2 次，弃上清。

10. 用 300 μL PBS 重悬细胞，转入流式管。

11. 开机预热流式细胞仪，检查仪器鞘液压力、光路。

12. 根据实验要求设定检测方案，当检测样本标记有 2 种以上荧光素时，必须设定补偿方案，排除 2 种或以上荧光素之间的相互干扰。

13. 检测样本，分析结果。

首先根据细胞大小和颗粒复杂程度分类，圈出所有的淋巴细胞；然后圈出表面分子为 $CD4^+$ 的 T 细胞，在 $CD4^+$ T 细胞的基础上进一步圈出表面分子为 $CD25^- CD127^+$ 和 $CD25^+ CD127^-$ 的 T 细胞；最后圈出 $CXCR5^+ PD-1^+$ 细胞。

结果示例见图 3-6-1。

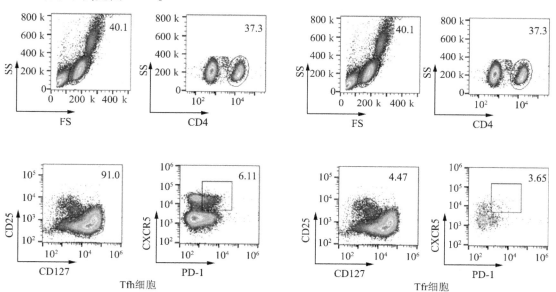

图 3-6-1　免疫荧光技术标记 Tfh 和 Tfr 细胞的流式图

六、注意事项

1. 细胞浓度要适中，为 $(0.5～1.0)×10^6$/mL。细胞浓度过低将直接影响检测结果。

2. 抗体应避光保存，反应过程亦应尽量在 4 ℃条件下避光进行。对于细胞量较少的标本，应在 PBS 中加入 5% 的 FCS 以减少细胞丢失。

3. 外周血标本尽量采用新鲜标本，以保证活细胞数量，待测样品必须是单细胞悬液。荧光抗体染色后必须充分洗涤，注意混匀和离心速度，以减少重叠细胞和细胞碎片。

4. 实验所用荧光素要针对已有仪器的检测通道，不能使用仪器无法检测的荧光素。

5. 多个抗体的染色要根据抗原的表达水平来选择强度不同的荧光染料，基本原则就是表达越强的抗原所对应荧光染料的荧光强度越弱。并且在采用流式细胞仪进行检测前一定要先调节补偿，以排除荧光素之间的干扰。

七、思考题

1. 检测标记多种荧光素样本时排除相互干扰的原理是什么？如何设定补偿条件？
2. Tfh/Tfr 比值在临床检测中的意义是什么？
3. 如何减少免疫荧光检测中细胞的非特异性荧光染色？

推荐阅读文献：

［1］WEI Y B，FENG J H，HOU Z H，et al. Flow cytometric analysis of circulating follicular helper T（Tfh）and follicular regulatory T（Tfr）populations in human blood［J］. Methods Mol Biol，2015，1291：199-207.

［2］KIM C H，HASHIMOTO-HILL S，KANG S G. Flow cytometric detection and isolation of human tonsil or lymph node T follicular helper cells［J］. Methods Mol Biol，2015，1291：163-173.

［3］MELI A P，KING I L. Identification of mouse T follicular helper cells by flow cytometry［J］. Methods Mol Biol，2015，1291：3-11.

（王　勤）

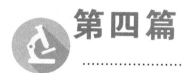

第四篇

免疫细胞功能检测

实验一　BrdU 掺入法检测淋巴细胞增殖

一、目的要求

1. 掌握 BrdU 掺入法检测淋巴细胞增殖的基本原理。
2. 熟悉 BrdU 掺入法检测淋巴细胞增殖的实验方法和基本步骤。

二、实验原理

细胞增殖是指细胞在周期调控因子的作用下，通过 DNA 复制、RNA 转录和蛋白质合成等一系列复杂反应而进行的分裂过程。它是生物体生长、发育、繁殖和遗传的基础。细胞增殖检测广泛应用于分子生物学、免疫学、肿瘤生物学、药理学等研究领域，是评价细胞代谢、生理和病理状况的重要方法之一。

5－溴脱氧尿嘧啶核苷（5-bromo-2′-deoxyuridine，BrdU）是一种合成的胸苷类似物。其分子式为 $C_9H_{11}BrN_2O_5$，化学结构特点是胸腺嘧啶的碱基嘧啶环上与 5 位 C 原子连接的甲基被溴代替。

细胞增殖周期包括 G1、S、G2、M 四个时期，其中 S 期是 DNA 合成期，细胞内 DNA 进行半保留复制，各种构成 DNA 分子的原料掺入新合成的 DNA 分子中。在 DNA 合成期（S 期），BrdU 可替代胸腺嘧啶核苷选择性结合到细胞 DNA 中，活体注射或在细胞培养时加入 BrdU，即可掺入增殖细胞中，而后利用抗 BrdU 单克隆抗体，进行染色，即可显示增殖细胞。只要细胞不消亡，BrdU 就会在细胞中长期存留，且对细胞本身没有功能损害。而且由于不存在内源性 BrdU，所以不会产生干扰。如果结合其他细胞标记物进行双重染色，还可判断增殖细胞的种类、增殖速度、细胞的分化程度等，这对研究细胞动力学具有重要意义。

BrdU 抗体为蛋白质大分子，DNA 双链分子结构的位阻效应使 BrdU 抗体无法直接与双链上的 BrdU 结合，因此必须首先对待测 DNA 进行变性，使其成为单链结构，才能实现抗体与抗原的有效结合。通常采用盐酸加热、蛋白酶处理等方法解链，使 DNA 双链部分单链化，这样抗 BrdU 单抗就可与增殖细胞核内的 BrdU 结合。这也揭示了 BrdU 法的缺点：BrdU 检测细胞增殖必须涉及变性这一步，所以不可避免地带来了染色弥散、准确性降低等问题，并且实验过程中，DNA 变性方式和程度会影响标记效果。鉴于此，有些情况下人们会采用 EdU 法进行细胞增殖检测来避免以上缺点。

免疫染色原理：用多聚甲醛将细胞固定，使细胞膜通透性增加；用 Triton X-100 使膜蛋白变性，进一步加强膜的通透性；利用抗 BrdU 特异性荧光抗体（或酶标抗体）与掺入新增殖细胞 DNA 中的 BrdU 特异性结合，就可以在荧光显微镜下直接观察到荧光（酶标抗体通过显色反应检测），或者进一步通过流式细胞仪等方法进行定量检测。

三、实验材料

1. 待测细胞。
2. 细胞培养基 RPMI 1640。
3. 6 孔或 24 孔培养板、平皿。
4. CO_2 培养箱。
5. BrdU 的配制：室温下将 500 mg 粉末溶于 5 mL 二甲亚砜（DMSO）中，储存浓度为 100 mg/mL，分装，每管 120 μL，-20 ℃下保存。或者按产品说明书配制。
6. 4% 的多聚甲醛（PFA）。
7. 2 mol/L 的 HCl：取 12 mol/L 的浓盐酸 8.333 mL，定容至 50 mL。
8. 0.1 mol/L 硼酸钠，调节 pH 至 8.3。
9. 0.2% 的 Triton X-100，用 pH 7.4 的 PBS 配制。
10. 3% 的 BSA：称取 1.5 g BSA，溶解于 50 mL PBS 中。
11. BrdU 荧光抗体：根据产品说明书使用。
12. 4',6-二脒基-2-苯基吲哚（DAPI）储存液：用无菌水配制成浓度为 1 mg/mL 后，-20 ℃下长期储存。
13. 封片液：0.5 mol/L 的碳酸盐缓冲液与甘油等体积混合，pH 9.5。
14. PBS：pH 7.4。

四、实验方法（以荧光抗体为例）

1. 常规培养细胞，备用。将无菌细胞爬片放入培养板中，按每孔(1~2)× 10^4 个细胞的密度接种到 24 孔板。
2. 待细胞长至 50%~60% 的密度后，更换培养液。
3. 每孔板加入 BrdU（终浓度为 0.03 μg/mL），继续培养适当时间，比如 1~24 h。取出细胞爬片，用 PBS 洗涤 3 次，每次 5 min。
4. 固定。取预冷的 4% 多聚甲醛（PFA）固定 20 min 后，用 PBS 漂洗 3 次，每次 5 min。
5. 变性。用 2 mol/L 的 HCl 溶液室温下作用 10 min。
6. 中和。用 0.1 mol/L 的硼酸钠中和 10 min 后，PBS 洗 3 次，每次 5 min。
7. 通透。用 0.2% 的 Triton X-100 通透 10 min，用量以铺满爬片为准。吸出 Triton X-100 后，用 PBS 漂洗 3 次，每次 5 min。
8. 封闭。加 3% 的 BSA 封闭缓冲液，室温下封闭 1 h 后，吸出封闭缓冲液。用 PBS 漂洗 3 次，每次 5 min。
9. 抗体标记。加入用封闭缓冲液稀释的 BrdU 荧光抗体，37 ℃下避光孵育 45 min 后，用 PBS 漂洗 3 次，每次 5 min。阴性对照用 PBS、封闭液、血清均可。
10. 染色。将 DAPI 储存液按 1∶1000 的比例用 PBS 稀释至浓度为 1 μg/mL，室温下避光染色 10 min，PBS 漂洗 3 次，每次 5 min。

11. 封片。用蒸馏水轻轻冲洗掉 PBS 后，封片液封片。

12. 计数和统计。荧光显微镜下观察，计数 BrdU 阳性细胞和细胞总数，进行统计分析，计算标记指数（LI）。标记指数即有丝分裂指数，是指分裂象细胞占全部细胞的百分比。

五、注意事项

1. BrdU 会对机体造成不可逆损伤，使用时注意安全，避免吸入 BrdU 粉尘。

2. DNA 变性后要尽快进行单抗孵育，否则会影响检测结果。

3. DAPI 可能具有致癌性，全部操作过程中注意戴手套。

4. DAPI 激发波长为 360~400 nm。

六、思考题

1. BrdU 掺入法是从哪个方面来检测细胞增殖？其原理是什么？

2. DAPI 的染色原理是什么？

推荐阅读文献：

［1］O'HARA R E, ARSENAULT M G, ESPARZA GONZALEZ B P, et al. Three optimized methods for in situ quantification of progenitor cell proliferation in embryonic kidneys using BrdU, EdU, and PCNA ［J］. Can J Kidney Health Dis, 2019, 6 eCollection.

［2］MATATALL K A, KADMON C S, KING K Y. Detecting hematopoietic stem cell proliferation using brdU incorporation ［J］. Methods Mol Bio, 2018, 1686：91-103.

［3］MULLER X, SLABBERT J. Comparison of two different cell cycle proliferation analysis methods using BrdU ［J］. Physica Medica, 2015, 31（Suppl 1）：S17.

（周 璇）

实验二 ³H-TdR 掺入法测定细胞增殖能力

一、目的要求

1. 掌握 ³H-TdR 掺入法检测淋巴细胞增殖的基本原理。

2. 熟悉 ³H-TdR 掺入法检测淋巴细胞增殖的实验方法和基本步骤。

二、实验原理

T 细胞、B 细胞表面具有识别抗原的受体和有丝分裂原受体，在特异性抗原刺激下可使相应淋巴细胞克隆发生增殖。植物血凝素（PHA）、刀豆蛋白 A（ConA）以及抗 CD2、抗 CD3McAb 作为多克隆刺激剂可选择性地刺激 T 细胞增殖；而抗 IgM、葡萄球菌 A 蛋白（SPA）、脂多糖（LPS，对小鼠有作用）则刺激 B 细胞增殖；美洲商陆

（PWM）、肿瘤刺激剂（如 PMA）对 T 细胞和 B 细胞的增殖均有刺激作用。

根据所研究的细胞类型、研究目的的不同，可以从细胞数量检测、细胞增殖相关抗原检测、代谢活性检测、DNA 合成检测和 ATP 浓度检测五个方面选择合适的方案来检测细胞增殖。其中，DNA 合成检测是目前实验室检测细胞增殖最直接、最准确可靠的方法。

胸腺嘧啶核苷（TdR）是 DNA 合成的前体物。人外周血 T 淋巴细胞在 PHA、ConA 等的刺激下发生淋巴母细胞转化而增殖，此时在细胞培养液中加入氚标记的胸腺嘧啶核苷（^{3}H-thymidine riboside，^{3}H-TdR），处于 S 期的细胞不断地摄取 TdR 用以合成 DNA，于是 ^{3}H-TdR 对增殖细胞可进行放射性标记。细胞增殖水平越高，掺入的放射性核素就越多。通过液体闪烁计数测量的方法，测定每个样品的放射活性强弱，即可定量检测细胞的增殖程度。

该技术敏感可靠，应用广泛，常用来检测外周血淋巴细胞及脾淋巴细胞等的增殖反应，可避免形态学方法主观因素的影响；但需特定的仪器设备，且有放射性污染。

三、实验材料

1. 待测细胞：人外周血单个核细胞。
2. 细胞培养基：RPMI 1640。
3. 植物血凝素（PHA，用 RPMI 1640 配成浓度为 30 μg/mL）。
4. 96 孔培养板、CO_2 培养箱。
5. ^{3}H-TdR 溶液：^{3}H-TdR 比活性以 2～10 mCi/mg 为宜，将 1 mCi/mL 溶液以生理盐水稀释成 50 μCi/mL，于 4 ℃下保存备用。
6. 无水乙醇。
7. 闪烁液：取 2，5-二苯基噁唑（PPO）5.0 g、1,4-双［2-（5-苯基噁唑基）］苯（POPOP）0.1～0.3 g，加二甲苯或甲苯至 1 L；配制时先将 POPOP 加入少量二甲苯在 37 ℃水浴上溶解后，再加 PPO，然后补足二甲苯。配好的闪烁液需要避光。闪烁液配制与检测的样品有关。闪烁液一般可重复使用 3～5 次，重复使用前先测本底。若闪烁液本底值大于 250 cpm，则不能再用。
8. 多头细胞收集仪、多头细胞收集器闪烁杯、玻璃纤维滤纸、β 液体闪烁计数仪。

四、实验方法

1. 常规无菌分离外周血单个核细胞，洗涤后用 10% 的 FCS RPMI 1640 培养液调整细胞浓度至 $2×10^6$/mL。
2. 取上述细胞悬液加入 96 孔细胞培养板内，每孔 100 μL。实验组和对照组均为每组 3 孔。实验组每孔加用 RPMI 1640 培养液配制的 PHA（100 μg/mL）100 μL；对照组每孔加 RPMI 1640 培养液 100 μL。每孔最终体积为 200 μL，细胞终浓度为 $1×10^5$/mL。
3. 置 37 ℃、5% CO_2 培养箱孵育 56 h 后，每孔加 ^{3}H-TdR 20 μL（即每孔 1 μCi），轻微振荡混匀后继续培养 12 h 后结束培养。
4. 用多头细胞收集器将每孔培养物分别吸收于直径 24 mm 的圆形玻璃纤维纸上，抽气过滤并用蒸馏水充分洗涤，抽吸至少 2 次。
5. 加无水乙醇适量，抽吸脱水。
6. 将滤纸片置于 60 ℃～80 ℃的干燥箱内烘干 30～60 min 后，分别浸于脂溶性闪烁液（每杯 5 mL）中，贴细胞的面朝上。将闪烁瓶放置于暗处避光 15 min。

7. 在 β 液体闪烁计数仪上测定每个样品的每分钟脉冲数（cpm）值。

五、结果处理

1. 增殖水平直接用每分钟的脉冲数（cpm）值表示，再按标本淋巴细胞计数结果，校正成每百万淋巴细胞的脉冲数（cpm/10^6）。注意取各管测定数的平均值。

2. 也可用刺激指数（SI）表示试验结果。

$$SI = \frac{\text{实验组 cpm 值-机器本底 cpm 值}}{\text{阴性对照组 cpm 值-机器本底 cpm 值}}$$

3. 以 SI 表示结果时，一定要设置相同数量培养孔的阴性对照（不加 PHA 刺激）。而以 cpm 绝对值表示（cpm/10^6）则可以不用设对照管，因为对照的 cpm 与本底比较接近，不同样品之间的少许差别也不易确定其意义。

六、注意事项

1. PHA、ConA、LPS 等刺激物在正式实验前均需摸索最适剂量。根据实验需要，对不同动物（人、小鼠、大鼠、兔等）不同组织来源（胸腺、脾脏、淋巴结、扁桃体、外周血等）淋巴细胞均应进行最适细胞浓度、培养时间和刺激物浓度的摸索。

2. ^{3}H-TdR 掺入测定的影响因素较多，如细胞数、培养时间、培养液成分及 ^{3}H-TdR 的活性等，因此必须准确加样，精细操作，严格控制实验条件。

3. ^{3}H-TdR 法敏感可靠，应用广泛，且克服了形态学方法易受主观因素影响的缺点，但需具备特定的仪器设备；并且使用放射性核素 ^{3}H-TdR 易造成环境污染，故应具备严格控制的实验环境条件，以避免污染。

4. 平行样品的孔间误差应≤20%，否则实验数据不可信。

七、思考题

1. 比较各细胞增殖检测方法的优缺点。
2. ^{3}H-TdR 掺入法中如何设置对照组？

推荐阅读文献：

［1］FLORIAN C，BARTH T，WEGE A K，et al. An advanced approach for the characterization of dendritic cell-induced T cell proliferation in situ ［J］. Immunobiology，2010，215：855-862.

［2］高自清，岳晓丽，方丽，等 . ^{3}H-TdR 掺入法测定 TGF-β1 对人眼眶成纤维细胞增殖的影响 ［J］. 临床眼科杂志，2011，19（03）：282-284.

（周　璇）

实验三 MTT法检测淋巴细胞增殖

一、目的要求

1. 掌握淋巴细胞增殖检测的原理及用途。
2. 掌握淋巴细胞增殖检测常用的MTT法。

二、实验原理

细胞增殖检测是指通过分析分裂中的细胞数量变化来反映细胞的生长状态和活性。目前，它广泛应用于细胞生物学、肿瘤生物学和药学领域。MTT法是常用的细胞增殖检测方法，由Mossmann于1983年首次报道。它是通过检测细胞代谢相关成分的含量来间接反映细胞活性，从而评估细胞增殖能力。

MTT的化学名为3-（4,5-二甲基噻唑-2)-2,5-二苯基四氮唑溴盐［3-（4,5-dimethylthioazol-2-yl)-2,5-diphenyl-tetrazolium bromide］，商品名为噻唑蓝。它是一种淡黄色可溶性物质，可作为琥珀酸脱氢酶的底物。在细胞培养终止前4 h加入MTT，参与线粒体能量代谢过程，在琥珀酸脱氢酶和细胞色素C的作用下tetrazolium环开裂，外源性淡黄色的MTT还原为不溶于水的蓝紫色结晶——甲䐫（formazan），并沉积在细胞中。而死细胞无此功能。

二甲亚砜（DMSO）或异丙醇等有机溶剂能溶解细胞中的甲䐫，用酶联免疫检测仪在570 nm波长处测定其吸光度（A）值，因在一定细胞数范围内，MTT结晶甲䐫形成的量与细胞活化增殖程度呈正比，可间接反映活细胞数量。

该方法已广泛用于一些生物活性因子的检测、大规模的抗肿瘤药物筛选以及肿瘤放射敏感性测定。其优点为灵敏度较高、经济，操作简便，无放射性污染；缺点是敏感性不如^{3}H-TdR，溶解甲䐫的有机溶剂对实验者有害。

三、实验材料

本实验以PHA刺激外周血单个核细胞（PBMC）为例，采用MTT法检测细胞增殖。实验材料如下：

1. 待测细胞。
2. 细胞培养基RPMI 1640。
3. 多克隆激活剂PHA（10 μg/mL）。
4. 96孔细胞培养板。
5. CO_2培养箱。
6. MTT工作液（5 mg/mL，用pH 7.4的PBS配制，过滤除菌，4 ℃下避光保存）。
7. DMSO。
8. 振荡器。
9. 酶标检测仪。

四、实验方法

1. 细胞准备。常规分离外周血单个核细胞（PBMC），用含 10% 小牛血清的 RPMI 1640 完全悬浮细胞，调整浓度至 $2×10^6$/mL。

2. 细胞接种。取上述细胞悬液加入 96 孔细胞培养板中（100 微升/孔），每个样品设 3 个复孔，加入 100 μL PHA。阴性对照孔中加入不含 PHA 的 RPMI 1640 培养基 100 μL。同时设空白对照孔：与实验平行，不加细胞，只加培养基。37 ℃、5% CO_2 培养箱内培养 3~5 d（可根据实验目的和要求决定培养时间）。

3. 显色。实验中止前 4 h，每孔吸弃上清，加 MTT 溶液（20 微升/孔）继续孵育 4 h 后终止培养。

4. 离心。小心吸取孔内培养上清液，每孔加 100 μL DMSO，置于振荡器上温和振荡 10 min，使结晶物充分融解。

5. 比色。选择 570 nm 波长，在酶联免疫监测仪上测定各孔吸光度（A）值，记录结果。以时间为横坐标，吸光度值或换算成细胞存活率为纵坐标，绘制细胞生长曲线。

五、注意事项

1. 根据实验要求，选择适当的细胞接种浓度，避免细胞增殖过度而影响检测结果。一般情况下，在进行 MTT 试验前，对于不同的待测细胞，要进行预实验。根据其倍增时间，确定试验中每孔的最佳接种细胞数和培养时间，以保证 MTT 结晶形成量与细胞数呈线性关系。

2. 血清浓度可能会影响比色，故细胞培养时血清浓度不能大于 10%。

3. MTT 溶液的配制方法：通常，此法中的 MTT 浓度为 5 mg/mL。可用磷酸盐缓冲液（PBS）配制，0.22 μm 滤膜过滤除菌，4 ℃下避光保存两周内有效，或小剂量分装，−20 ℃下避光保存。避免反复冻融。

4. MTT 有致癌性，使用时应注意防护。尽量无菌操作，因为 MTT 对细菌敏感性较高，细菌代谢也可导致 MTT 比色 A 值的升高。

5. 考虑到实验对操作者的要求较高，可能会因细胞接种不匀，吸弃上清时损失甲臜结晶等影响实验结果，故应多设立复孔，以减小误差。并设空白对照，最后比色以空白对照孔调零。空白孔只加培养基，其他实验步骤保持一致。

6. MTT 实验吸光度值以 0~0.7 为最佳，超出这个范围可能就不是直线关系。

六、思考题

1. 何谓 MTT 法？MTT 法有哪些用途？
2. 淋巴细胞增殖检测的常用方法还有哪些？各自的优缺点如何？
3. 为什么要设复孔和空白对照？
4. 为保证结果准确，还有哪些注意事项？

推荐阅读文献：

[1] KUMAR P, NAGARAHAN A, UCHIL PD. Analysis of cell viability by the MTT assay [J]. Cold Spring Harb Protoc, 2018 (6): 469−471.

[2] MOSSMANN T. Rapid colorimetric assay for cellular growth and survival: application to proliferation and cyto-toxicity assays [J]. J Immunol Methods, 1983, 65 (1/2): 55−63.

［3］REID P，WILSON P，LI Y R，et al. Experimental investigation of radiobiology in head and neck cancer cell lines as a function of HPV status，by MTT assay［J］. Sci Rep，2018，8（1）：7744.

（葛 彦）

实验四　细胞增殖的检测

一、目的要求

1. 掌握细胞 CCK-8 增殖实验的原理及用途。
2. 掌握细胞增殖实验常用的 CCK-8 操作步骤。

二、实验原理

CCK-8（cell counting kit-8）是日本同仁化学研究所研制的一种相对简便而准确的细胞增殖分析试剂盒。该试剂中含有的 WST-8［2 -（2 -甲氧基 - 4 -硝基苯基）- 3 -（4 - 硝基苯基）- 5 -（2,4 -二磺酸苯）- 2H -四唑单钠盐］是一种类似于 MTT 的化合物，在电子耦合试剂存在的情况下，可以被细胞线粒体内的脱氢酶（dehydrogenase）还原生成高度水溶性的橙黄色甲臢（formazan）（图 4-4-1）。生成的甲臢的数量与活细胞的数量呈正比。细胞增殖越多越快，则颜色越深。用酶联免疫检测仪在 450 nm 波长处测定其吸光度（A）值，在一定的范围内，颜色的深浅和细胞数目呈线性关系，可间接反映活细胞数量。该方法已广泛用于一些生物活性因子的检测、大规模的抗肿瘤药物筛选及肿瘤放射敏感性测定。该方法的优点在于：加入试剂后可直接检测，不用洗涤后取上清溶解甲臢，一定程度上保证了实验的准确性，可重复性好；检测试剂对细胞和人体的毒性较小，安全性高。缺点是：CCK-8 试剂为粉红色，与含酚红的培养基颜色相近，加样时应注意是否多加或漏加；由于产物颜色较浅，为避免培养基酚红干扰，计算时应扣除空白孔溶液的吸光度进行矫正（表 4-4-1）。

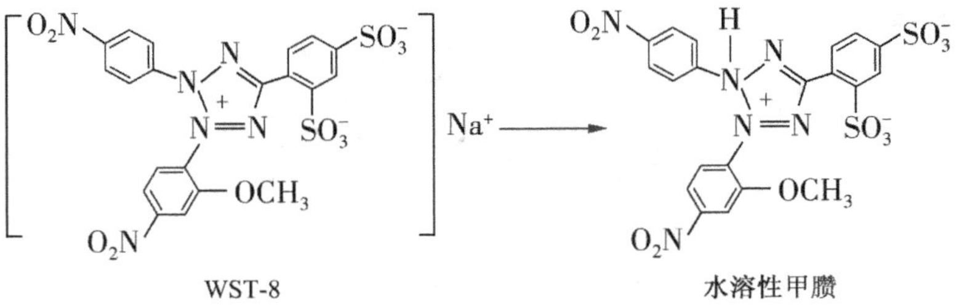

图 4-4-1　WST-8 检测原理

表 4-4-1　WST-8 法与 MTT 法比较

	WST-8 法	MTT 法
还原产物可溶性	WST-8 被线粒体内脱氢酶还原生成的甲䐩是水溶性的，可以省去后续的溶解步骤	MTT 被线粒体内脱氢酶还原生成的甲䐩不是水溶性的，需要有特定的溶解液来溶解
重复性	不需要再吸出培养液加入有机溶剂溶解这个步骤，重复性好	去上清操作可能会带走小部分甲䐩，重复性略差
操作	所有的检测步骤仅在同一块 96 孔板内完成。不必洗涤细胞，不必收集细胞，操作简便	操作较烦琐
测定波长	450~490 nm	550~600 nm
细胞毒性	WST-8 对细胞无明显毒性。加入 WST-8 显色后，可以在不同时间反复用酶标仪读板，使检测时间更加灵活，便于找到最佳测定时间	细胞毒性较大
安全性	不需要有机溶剂溶解，相对安全	溶解甲䐩的有机溶剂对实验者有害
价格	昂贵	便宜

三、实验材料

本实验以 PHA 刺激外周血单个核细胞（PBMC）为例，采用 WST-8 试剂盒检测细胞增殖。实验材料如下：

1. 待测细胞。
2. 细胞培养基 RPMI 1640。
3. 多克隆激活剂 PHA（10 μg/mL）。
4. 96 孔细胞培养板。
5. CO_2 培养箱。
6. CCK-8 试剂盒（主要试剂为 WST-8）。
7. 二甲亚砜（DMSO）。
8. 微量移液器。
9. 酶标检测仪。

四、实验方法

1. 细胞准备。常规分离外周血单个核细胞（PBMC），用含 10% 小牛血清的 RPMI 1640 完全培养基悬浮细胞，调整浓度至 $2×10^6$/mL。

2. 细胞接种。取上述细胞悬液加入 96 孔细胞培养板中（每孔 100 μL），每个样品设 3 个复孔，加入 100 μL PHA，阴性对照孔中加入不含 PHA 的 RPMI 1640 培养基 100 μL。同时设空白对照孔：与实验平行，不加细胞，只加培养液。37 ℃、5% 的 CO_2 培养箱内培养 3~5 d（可根据实验目的和要求决定培养时间）。

3. 显色。每孔加入 WST-8 10 μL。由于每孔加入 WST-8 量比较少，有可能会因试剂黏在孔壁上而带来误差，建议在加完试剂后轻轻敲击培养板以帮助混匀。

4. 培养。37 ℃、5% 的 CO_2 培养箱内培养 1~4 h。细胞种类不一样，形成的甲䐩也不一样。如果显色不够的话，可以继续培养，以确定最佳条件。特别是血液细胞形成的甲䐉很少，需要较长显色时间（5~6 h）。

5. 比色。选择 450 nm 波长，在酶联免疫监测仪上测定各孔吸光度值，记录结果。以时间为横坐标，吸光度值为纵坐标，绘制细胞生长曲线。

五、注意事项

1. 选择适当的细胞接种浓度。

2. 避免干扰。本试剂盒的检测依赖于脱氢酶催化的反应，如果待检测体系中存在较多的还原剂和抗氧化剂，则会干扰检测。例如，培养基里有还原性物质或者刺激药物具有还原性，会和 CCK-8 发生显色反应，本底增高，因此须设法去除。

3. 由于使用 96 孔板进行检测，如果细胞培养时间较长，一定要注意蒸发的问题。一方面，由于 96 孔板周围一圈最容易蒸发，可以采取弃用周围一圈的办法，改加 PBS、水或培养液；另一方面，可以把 96 孔板置于靠近培养箱内水源的地方，以减少蒸发。

4. 如果细胞培养时间较长，细胞代谢会造成培养基颜色发生变化。为避免对 CCK-8 产物的吸光度产生影响，应洗涤细胞，更换培养基后再加 CCK-8 检测。

5. 设空白对照，其他实验步骤保持一致，最后比色，用空白调零。

6. 用酶标仪检测前须确保每个孔内没有气泡，否则会干扰测定。

六、思考题

1. 淋巴细胞增殖检测的常用方法还有哪些？各自的优缺点如何？

2. 为什么要设复孔和空白对照？

3. 为保证结果准确，还有哪些注意事项？

推荐阅读文献：

[1] CAI L, QIN X J, XU Z H, et al. Comparison of cytotoxicity evaluation of anticancer drugs between real-time cell analysis and CCK-8 method [J]. ACS Omega, 2019, 4 (7): 12036-12042.

[2] YU Q, YANG D H, CHEN X, et al. CD147 increases mucus secretion induced by cigarette smoke in COPD [J]. BMC Pulm Med, 2019, 19 (1): 29.

[3] YOU P T, WU H Z, DENG M, et al. Brevilin A induces apoptosis and autophagy of colon adenocarcinoma cell CT26 via mitochondrial pathway and PI3K/AKT/mTOR inactivation [J]. Biomed Pharmacother, 2018, 98: 619-625.

（葛 彦）

实验五　CFSE 标记检测 T 淋巴细胞增殖

一、目的要求

掌握 CFSE 标记检测 T 淋巴细胞增殖的原理和操作步骤。

二、实验原理

荧光染料羟基荧光素二醋酸盐琥珀酰亚胺脂（5，6-Carboxyfluorescein diacetate succinimidyl ester，CFSE）具有与细胞特异性结合的琥珀酰亚胺脂基团和非酶促水解作用的羟基荧光素二醋酸盐基团，是一种可穿透细胞膜、可对活细胞进行荧光标记的细胞染色试剂。

CFSE 进入细胞后可以不可逆地与细胞内的氨基结合并偶联到细胞蛋白质上，这使得 CFSE 成为一种良好的细胞标记物。在细胞分裂增殖过程中，CFSE 标记荧光可平均分配至两个子代细胞中，因此其荧光强度是亲代细胞的一半。依此类推，分裂得到的第三代细胞的荧光强度便会比第二代细胞再次减弱。这种现象可以在 488 nm 的激发光下，采用流式细胞仪进行检测分析。通过检测到细胞荧光强度不断的降低，进一步分析得出细胞分裂增殖的情况，而 CFSE 本身并不影响细胞的增殖能力。

荧光染料 CFSE 是一种很有价值的细胞标记示踪剂，不仅可用于细胞增殖检测的体外实验，还可用于追踪细胞在体内的分裂增殖过程。

三、实验材料

1. CFSE 及其配制：用 DMSO 将 CFSE 溶解成 5 mmol/L 的储存液，于−20 ℃下避光保存。使用时，稀释成 5 μmol/L 或相应浓度的工作液备用。
2. PBS。
3. RPMI 1640 培养基。
4. 小鼠 CD3 和 CD28 激发型单抗。
5. 荧光标记的小鼠 CD4 和 CD8 抗体。
6. 水浴锅。
7. 流式细胞仪。
8. 离心机。

四、实验方法

1. 采用常规方法（免疫磁珠分选富集等）分离获得小鼠脾脏 T 淋巴细胞，细胞计数后离心弃上清，加入含 0.1% FBS 的 PBS 重悬细胞，离心，洗涤一次。
2. 用不含血清的 PBS 稀释 CFSE 储存液至相应工作浓度：0.5~5 μmol/L。
3. 取（1~10）× 10^6 个细胞和 2 mL CFSE 稀释液轻轻混匀，37 ℃下放置 10 min。
4. 加入 10 mL 冰冷的含 10%FCS 的 RPMI 1640 完全培养基，以 300×g 室温下离心 5 min，弃上清，用 RPMI 1640 完全培养基重悬细胞。
5. 将上述 CFSE 标记的细胞悬液以一定的细胞密度加入经小鼠 CD3 mAb（2 μg/mL）

和 CD28 mAb（2 μg/mL）包被的 48 孔或者 96 孔细胞培养板，每孔 1 mL 或者 200 μL 细胞悬液，置于 37 ℃、5% CO₂ 培养箱内培养 3 d。

6. 将细胞吹打均匀后转移至流式管中，离心，洗涤。

7. 分别加入小鼠 CD4 和 CD8 荧光标记的检测抗体，4 ℃ 下避光孵育 20 min，离心，弃上清。

8. 每管加入 0.3 mL 含 0.1% FBS 的 PBS 重悬细胞，上流式细胞仪检测。

结果示例见图 4-5-1。

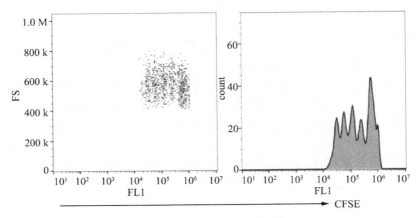

图 4-5-1　CFSE 标记检测 T 细胞增殖流式检测结果

五、注意事项

1. CFSE 有一定的细胞毒性。对于使用的每一批次的 CFSE，都应通过预实验得到合适的工作浓度。文献报道 CFSE 的浓度为 0.5~20 μmol/L，建议终浓度为 1~5 μmol/L。浓度太低，细胞标记的荧光强度不够；浓度太高，有细胞毒性，且影响细胞增殖。

2. 标记缓冲液中不含血清，以免蛋白质结合染料干扰。

3. 避光操作，尤其避免紫外光或其他荧光光源，否则 CFSE 染料的荧光会淬灭。

六、思考题

1. 实验中该如何设置合理的对照以保证结果的可靠性？

2. 比较分别用 CCK-8 法、CFSE 法和 BrdU 法检测细胞增殖的优缺点。

推荐阅读文献：

［1］LYONS A B. Analysing cell division in vivo and in vitro using flow cytometric measurement of CFSE dye dilution［J］. J Immunol Methods，2000，243（1/2）：147-154.

［2］TERRÉN I，ORRANTIA A，VITALLÉ J，et al. CFSE dilution to study human T and NK cell proliferation in vitro［J］. Methods Enzymol，2020，631：239-255.

［3］Lašťovička J，Rataj M，Bartů ňková J. Assessment of lymphocyte proliferation for diagnostic purpose：comparison of CFSE staining，Ki-67 expression and ³H-thymidine incorporation［J］. Hum Immunol，2016，77（12）：1215-1222.

（朱一蓓）

实验六　软琼脂集落形成实验

一、目的要求

1. 掌握集落形成实验的原理和用途。
2. 掌握集落形成实验的实验步骤。

二、实验原理

在体外培养基中由一个祖先细胞增殖形成的细胞团，称为集落。肿瘤细胞能无限繁殖，所以具有这种能力，而分化成熟的细胞则不能形成集落。这种方法可用于细胞分化的基础研究和临床肿瘤治疗的疗效检验等方面。

软琼脂集落形成实验适用于贴壁生长的细胞，如骨髓造血干细胞、肿瘤细胞等。其基本原理是：采用软琼脂半固体介质模拟活体内细胞外基质，利用琼脂液无黏着性又可凝固的特性，将肿瘤细胞混入琼脂液中，琼脂液凝固使肿瘤细胞置于一定位置，琼脂中肿瘤细胞可能向周围进行全方位扩增。因此，该实验可以用来体外检测评价和定量分析细胞集落生长的潜力和生物学特性，是细胞形态学研究的基本手段。作为半固体介质之一的专用软琼脂（soft agar），其性能稳定，操作简便，常用于肿瘤细胞或转染后细胞的集落生长。其优点在于：可建立一个使细胞悬浮或立体生长的空间；便于体外观察细胞生长潜能和形态；易于分离由单细胞生长而成的特征性纯系细胞群落。

三、实验材料

1. 待测细胞。
2. 细胞培养基 DMEM。
3. 集落刺激因子。
4. 24 孔细胞培养板。
5. CO_2 培养箱。
6. 细胞培养用琼脂。
7. 微量移液器。
8. 倒置显微镜。

四、实验方法

1. 细胞准备。取对数生长期细胞，用 0.25% 的胰蛋白酶消化并轻轻吹打，使之成为单细胞，计数，用含 20% 胎牛血清的 DMEM 培养液调整细胞浓度至 1×10^3/ mL。根据实验要求进行梯度倍数稀释。

2. 琼脂准备。分别制备 1.2% 和 0.6% 两个浓度的低熔点琼脂糖液，高压灭菌后置于 40 ℃ 水浴中保持溶解状态备用。

3. 底层琼脂制备。按 1∶1 的比例使 1.2% 的琼脂糖和 2×DMEM 培养基混合后，取 0.5 mL 混合液注入 24 孔板中，冷却凝固后作为底层琼脂，置温箱中备用。

4. 上层琼脂制备。按 1∶1 的比例将 0.6% 的琼脂糖和 2×DMEM 培养基在无菌试管中相混以后，再向管中加入 0.2 mL 的细胞悬液，充分混匀，注入铺有 0.3%琼脂糖底层的琼脂板上，形成双琼脂层。待上层琼脂凝固后，置入 37 ℃、5% CO_2 温箱中培养 10～14 d。每个样品设 3 个复孔，阳性组加入集落刺激因子，阴性对照孔中加入不含集落刺激因子的培养基。

5. 结果观察。将 24 孔培养板置于倒置显微镜下，观察细胞克隆数。计数含 50 个细胞以上的克隆，计算细胞集落形成率。

$$集落数 = \frac{n \text{ 个孔中细胞集落数总和}}{n}$$

$$集落形成率 = \frac{集落数}{接种培养细胞总数} \times 100\%$$

6. 图像采集。

结果示例见图 4-6-1。

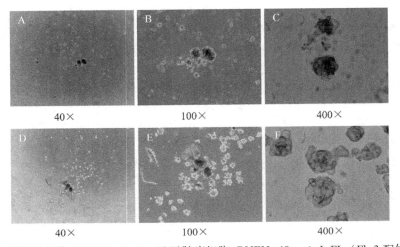

40×　　　　　100×　　　　　400×

40×　　　　　100×　　　　　400×

A～C：Flt3[+]肿瘤细胞+DMEM；D～F：Flt3[+]肿瘤细胞+DMEM+40 ng/mL FL（Flt 3 配体）

图 4-6-1　FL 促进 Flt3[+]肿瘤细胞克隆形成

四、注意事项

1. 琼脂凝固后要充分加热溶解。琼脂对热和酸不稳定，如果反复加热，容易降解，产生毒性，同时琼脂硬度下降。故如需多次实验，琼脂经高压灭菌后可根据实验要求进行分装。

2. 细胞计数要准确。软琼脂集落形成实验常用于检测肿瘤细胞和转化细胞系。琼脂与细胞相混时，琼脂温度不宜超过 40 ℃，以免损伤细胞。接种细胞密度为 600～1000/mL。

3. 细胞悬液中，细胞分散度>95%。

4. 细胞在低密度条件下培养，生存率明显下降，肿瘤细胞株克隆形成率一般在 10%以上。但初代培养细胞和有限细胞系仅为 0.5%～5%，甚至为零。为提高集落形成率，必要时在培养基中添加胰岛素、地塞米松等促细胞克隆形成物质。

六、思考题

1. 还有哪些集落形成实验？它们各有何用途？

2. 为什么要设复孔和对照？

3. 为保证结果准确，实验过程中有哪些注意事项？

推荐阅读文献：

［1］HORIBATA S, VO T V, SUBRAMANIAN V, et al. Utilization of the soft agar colony formation assay to identify inhibitors of tumorigenicity in breast cancer cells ［J］. J Vis Exp, 2015, 99: e52727.

［2］BOROWICZ S, VANSCOYK M, AVASARALA S, et al. The soft agar colony formation assay ［J］. J Vis Exp, 2014, 92: e51998.

［3］LIN J, SUN T, JI L, et al. Oncogenic activation of c-Abl in non-small cell lung cancer cells lacking Fus1 expression: inhibition of c-Abl by the tumor suppressor gene product Fus1 ［J］. Oncogene, 2007, 26 (49): 6989-6996.

（葛 彦）

实验七　混合淋巴细胞反应

一、目的要求

1. 掌握混合淋巴细胞培养的原理和操作步骤。
2. 熟悉混合淋巴细胞反应的应用及意义。

二、原理

混合淋巴细胞反应（mixed lymphocyte reaction，MLR）又称混合淋巴细胞培养（mixed lymphocyte culture，MLC），是指当两个无关个体、功能正常的淋巴细胞在体外混合培养时，由于不同个体主要组织相容性复合体（MHC）等位基因（如 HLA-A、B、C，尤其是 HLA-DR、D 等）差异，双方淋巴细胞就会以对方为抗原发生反应，引起淋巴细胞活化和增殖的现象。增殖的程度与个体间抗原不相容的程度相一致。

混合淋巴细胞反应（MLR）常用于器官移植前的组织配型，以测定受体和供体主要组织相容性抗原（HLA 抗原）相容的程度。由于 HLA 抗原不同，可相互刺激对方的 T 细胞发生增殖，称为双向混合淋巴细胞培养（two way MLC）。若将其中一方的淋巴细胞先用丝裂霉素 C（mytomycine C）处理或射线照射，使细胞中的 DNA 失去复制能力，但仍能刺激另一方淋巴细胞发生转化，称为单向混合淋巴细胞培养（one way MLC）。两个个体间 HLA 抗原差异程度越大，反应越强烈，可通过细胞数量、形态检查或 ^{3}H-TdR 掺入率检测反应细胞的增殖水平。如用经照射的、已知 HLA-D 位点抗原的纯合子分型细胞（homozygous typing cell，HTC）作为刺激细胞，则可检测待检者的 D 位点抗原型别。若待检者抗原与标准 HLA-D 抗原相同，MLC 不发生增殖，此为 HLA-D 抗原阴性分型法。

由于 MLC 中淋巴细胞接受同种异型抗原的刺激而发生活化、增殖，产生种类众多的细胞因子，促进 NK、LAK 和 CTL 等杀伤细胞的分化，因此 MLC 又是免疫调节研究中常用的实验模型。

三、材料

1. 待测细胞：供者和受者的淋巴细胞悬液，具体制备方法见外周血单个核的分离实验。
2. 细胞培养基：含 10% FCS 的 RPMI 1640。
3. pH 7.2、浓度 0.01 mol/L 的 PBS。
4. 丝裂霉素 C（30 μg/mL）。
5. CO_2 培养箱、超净工作台。
6. 96 孔细胞培养板。
7. ³H-TdR 工作液。最好选用放射比活性为 74 ~ 370 MBq/mmol 的制品。可将 1 mCi/mL 的溶液用无菌生理盐水稀释 20 倍，4 ℃下保存，用时每孔加 20 μL。
8. 无水乙醇。
9. 闪烁液。
10. 49 型玻璃纤维纸。
11. 液体闪烁仪。
12. 细胞培养瓶、滴管、吸管等。

四、方法

1. 刺激细胞的准备。本实验采用的刺激细胞为供者的外周血淋巴细胞来源的树突状细胞（方法见树突状细胞制备实验）。取新鲜制备的树突状细胞（DC），离心后重悬于新鲜完全培养基中，调整细胞浓度为（1~2）×10⁶/mL，然后移至塑料培养瓶或 50 mL 的离心管中，加入 30 μg/mL 的丝裂霉素 C，置于 37 ℃水浴中 30 min。以 1000 r/min 的转速离心 10 min，弃上清。用 0.01 mol/L 的 PBS 洗涤 2 次，每次以 1000 r/min 的转速离心 10 min，弃上清。细胞沉淀重悬于新鲜完全培养基中，调整细胞浓度为（1~2）×10⁶/mL。

2. 反应细胞的准备。分离纯化待检个体的 PBMC（方法参见密度梯度离心法分离 PBMC 实验），用含 10%FCS 的 RPMI 1640 调整细胞浓度为（1~2）×10⁶/mL。

3. 混合淋巴细胞反应。

（1）共培养。将刺激细胞浓度调整为 1×10⁶/mL、5×10⁵/mL、2×10⁵/mL、1×10⁵/mL，加入 96 孔细胞培养板，每个浓度 3 个孔，每孔 100 μL。将反应细胞按每孔 1×10⁶/mL 分别加入上述各孔中，每孔 100 μL。同时设立受者淋巴细胞自身对照。置 37℃、5% CO_2 培养箱中培养 3~5 d。

（2）增殖反应检测。每孔加入 ³H-TdR 20 μL，继续培养 16 h。吸取每孔培养物于玻璃纤维纸上，抽气过滤，并用蒸馏水充分洗涤，抽吸。加无水乙醇适量，抽吸脱水。将滤纸片烘干后浸入闪烁液中，置于液体闪烁计数器上测定每个样品的每分钟脉冲值（cpm）。

（3）结果计算。

$$转化值 = 实验组 cpm 均值 - 对照组 cpm 均值$$

$$刺激指数（SI）= \frac{实验组 cpm 均值}{对照组 cpm 均值}$$

结果示例见图 4-7-1。

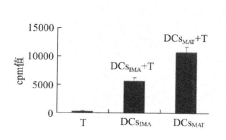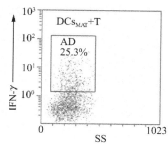

A. 成熟 DC 和未成熟 DC 对 T 细胞的促增殖作用　B. 成熟 DC 促进 T 细胞产生 IFN-γ

图 4-7-1　树突状细胞（DC）对 T 细胞的促增殖作用

五、注意事项

1. 因培养时间较长，应注意无菌操作。

2. 刺激细胞和反应细胞的比例应根据实验具体要求和预实验结果设定和调整。

3. 如做单向 MLR 实验，则刺激细胞接受丝裂霉素 C 处理的剂量要准确，应使细胞暂时存活但失去增殖的能力。

4. 如做双向 MLR 实验，则刺激细胞不用丝裂霉素 C 处理，其余操作步骤同单向 MLR 实验。

5. ^{3}H-TdR 法影响因素较多，须严格控制实验条件，并注意避免放射性核素对环境的污染。

6. 平行样品间误差应≤20%，否则实验数据不可信。

六、思考题

1. 何谓混合淋巴细胞反应？

2. 比较单向和双向混合淋巴细胞反应有何异同？各自有哪些用途？

3. 影响双向混合淋巴细胞反应的因素有哪些？如何保证实验结果的准确性？

推荐阅读文献：

［1］LIU Z, GE Y, BARTLETT D L, et al. Modifying the cancer-immune set point using vaccinia virus expressing redesigned interleukin-2 ［J］. Nat Commun, 2018, 9 （1）: 4682.

［2］GE Y, XI H, JU S, et al. Blockade of PD-1/PD-L1 immune checkpoint during DC vaccination induces potent protective immunity against breast cancer in hu-SCID mice ［J］. Cancer Lett, 2013, 336 （2）: 253-259.

［3］BROMELOW K V, HIRST W, MENDES R L, et al. Whole blood assay for assessment of the mixed lymphocyte reaction. J Immunol Methods, 2001, 247 （1/2）: 1-8.

（葛　彦）

实验八　细胞周期测定

一、目的要求

1. 熟悉细胞周期的基本概念、原理，掌握实验操作的流程和方法。
2. 观察流式细胞仪检测结果，分析细胞周期的各种峰形图的含义。
3. 了解细胞周期测定实验的用途。

二、实验原理

细胞周期是指从一次细胞分裂结束到下一次分裂结束所经历的时间。细胞周期反映了细胞的增殖速度，周期越短说明细胞的增殖速度越快。在细胞周期中最具特征性的阶段是在分裂前的 DNA 含量增加并达到两倍量的时候，此时细胞开始进入有丝分裂期。细胞周期中这两个循环步骤通常以一个字母来表示：S 期（合成期）和 M 期（有丝分裂期）。在有丝分裂完成后和 DNA 合成刚开始之时有短暂的停顿或间隙，同样的停顿或间隙存在于 DNA 合成期后和有丝分裂开始之时。这两个间隙被称为 G1 和 G2 期。因此，整个细胞周期可划分为 G1→S→G2→M→G1。测定细胞周期的方法很多，有同位素标记法、细胞计数法和流式细胞仪测定法等。流式细胞仪测定法是利用碘化丙啶（PI）渗入测定细胞周期的方法。碘化丙啶被加入培养基后，可作为细胞 DNA 复制的原料，经过两个细胞周期后，细胞中两条单链均含碘化丙啶的 DNA 将占 1/2，反映在染色体上应表现为一条单体浅染。如果经历了三个周期，则染色体中约一半为两条单体均浅染，另一半为两条单体一深一浅。细胞如果仅经历了一个周期，则两条单体均深染。统计分裂相中各期所占比例，就可算出细胞周期的值。

三、实验材料

1. 仪器：离心机、细胞培养箱、6 孔细胞培养板、流式细胞仪。
2. 试剂：碘化丙啶（1.0 mg/mL）、无水乙醇、RPMI 1640 完全培养基、PBS、秋水仙素、RNase A（1.0 mg/mL）。

四、实验方法

1. 取 1×10^6 个对数生长期的待测细胞接种于 6 孔板，根据实验要求培养。
2. 离心后收集细胞，弃上清，用预冷 PBS 洗涤两次。
3. 加入预冷的 70% 乙醇 0.5 mL，于 4 ℃下固定 30 min。
4. 离心后收集细胞，取 1mL PBS 洗涤一次，加入 0.2 mL 反应液（含 50 μg/mL 碘化丙啶，100 μg/mL RNase A 和 0.2% Triton X-100 的 PBS），4 ℃下避光孵育 30 min。
5. 用 PBS 洗涤两次后进行流式细胞术检测分析。

结果示例见图 4-8-1。

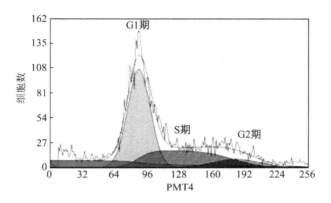

图 4-8-1　流式细胞术检测分析细胞周期

五、注意事项

1. 实验操作过程中动作要尽量轻柔，不可用力打碎细胞。
2. RNase A 最好现加，以彻底去除细胞中 RNA 的干扰。
3. 碘化丙啶是光敏物质，实验操作过程中应注意避光。
4. 最后一步的洗涤应尽量吸净上清液，以免游离碘化丙啶残留影响实验结果。

六、思考题

1. 测定细胞周期的方法还有哪些，各有何优缺点？
2. 如何使培养板中用于测定的细胞周期同步化？
3. 细胞周期测定的生物学意义是什么？它可应用于哪些方面的研究？

推荐阅读文献

［1］LI C J. Flow cytometry analysis of cell cycle and specific cell synchronization with butyrate［J］. Methods Mol Biol, 2017, 1524：149−159.

［2］HARPER J V. Synchronization of cell populations in G1/S and G2/M phases of the cell cycle［J］. Methods Mol Biol, 2005, 296：157−166.

［3］SCHORL C, SEDIVY J M. Analysis of cell cycle phases and progression in cultured mammalian cells［J］. Methods, 2007, 41：143−150.

（王　勤）

实验九　Annexin-V/PI 细胞凋亡检测

一、目的要求

1. 掌握 Annexin-V 细胞凋亡检测的原理和实验方法。
2. 了解细胞凋亡检测的应用。

二、实验原理

细胞凋亡（apoptosis）又称程序性细胞死亡（programmed cell death，PCD），是细胞遇到内、外环境因子刺激时，受基因调控启动的一种自杀性保护措施，包括一些分子机制的诱导激活和基因编程。通过这种方式可以去除体内非必需细胞或即将发生特化的细胞。细胞凋亡是细胞内建的防御机制之一，在生物的正常发育及疾病调控中发挥重要的作用。细胞凋亡的程序发生改变可以导致各种疾病的发生。细胞凋亡是一个复杂的过程，通过外在和内在的途径调控细胞进入程序性死亡，在细胞形态和生化性质上发生系列改变，包括染色质浓缩、DNA 降解、凋亡小体形成等（图 4-9-1）。

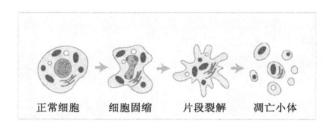

正常细胞　　细胞固缩　　片段裂解　　凋亡小体

图 4-9-1　细胞凋亡过程

细胞凋亡的早期改变出现在细胞膜上。在正常活细胞上，磷脂酰丝氨酸（phosphotidylserine，PS）位于细胞膜的内侧，而在开始发生凋亡的细胞上，PS 从细胞膜的内侧翻转到细胞膜的表面，暴露在细胞膜外。人膜联蛋白 V（Annexin-V）是一种 Ca^{2+} 依赖性磷脂结合蛋白，与 PS 具有特异的亲和作用。因此，可以将 Annexin-V 进行荧光素（如 FITC、PE）或生物素（Biotin）标记后作为探针，与凋亡细胞膜上外翻的 PS 特异性结合，利用流式细胞仪或荧光显微镜可检测细胞凋亡的发生（图 4-9-2）。

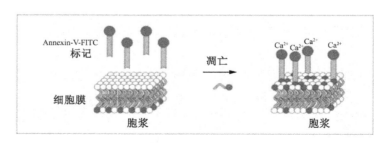

图 4-9-2　Annexin-V 检测凋亡细胞的原理

然而，PS的细胞膜外翻并不是凋亡细胞独有的，在发生坏死的细胞中，细胞膜的破碎一直会导致PS的暴露。细胞坏死是因病理而产生的被动死亡，如物理性或化学性的损害因子及缺氧与营养不良等均可导致细胞坏死。坏死细胞的膜通透性增高，致使细胞肿胀，细胞器变形或肿大，早期细胞核无明显形态学变化，最后细胞破裂。因此，早期死亡细胞膜通透性状态的不同是区分细胞凋亡和坏死的一个重要指标。为了区别坏死细胞和凋亡细胞，通常加入检测细胞膜通透性的染色剂进行双染，以确定细胞的状态。碘化丙啶（propidium iodide, PI）是一种可对DNA染色的细胞核染色试剂，是一种溴化乙啶的类似物，在嵌入双链DNA后释放红色荧光。凋亡细胞在进入最终溶解阶段前，细胞膜通透性无明显改变，相对分子质量大的PI不能进入凋亡细胞内，而在坏死细胞中可结合到核中的染色质进行染色。应用流式细胞仪或荧光显微镜可区分凋亡和坏死细胞，细胞内DNA出现PI标记的为坏死细胞。

三、实验材料

本实验以药物引起的乳腺癌细胞凋亡检测为例，采用Annexin-V/PI双染法检测凋亡细胞。材料如下：

1. 流式细胞检测仪。
2. 微量移液器。
3. 膜联蛋白-V-FITC（Annexin-V-FITC）。
4. 碘化丙啶（PI）。
5. 标记缓冲液（binding buffer，HEPES缓冲液）。
6. PBS。

四、实验方法

1. 凋亡细胞的准备。给不同组乳腺癌细胞分别加入紫杉醇共同培养72 h，收集各组细胞。

2. 用PBS洗涤细胞两遍，以1000 r/min的转速4 ℃下离心5 min，调整细胞浓度为1×10^6/mL，备用。

3. 将细胞重悬于100 μL标记缓冲液，加入10 μL Annexin-V-FITC和PI，终浓度为1 μg/mL，轻轻混匀，室温下避光反应10~15 min。

4. 离心，收集细胞，加入500 μL标记缓冲液，混匀。

5. 采用流式细胞仪检测或荧光显微镜观察。Annexin-V-FITC为黄绿色荧光，PI为红色荧光。

实验结果示例见图4-9-3。

图4-9-3中，第四象限为凋亡细胞，B组细胞凋亡率较A组显著升高（$P = 0.010$）。凋亡细胞细胞膜上可见黄绿色光环，同时对PI拒染。在流式细胞仪的散点图上，凋亡细胞显示FITC阳性、PI阴性Annexin+/PI-。

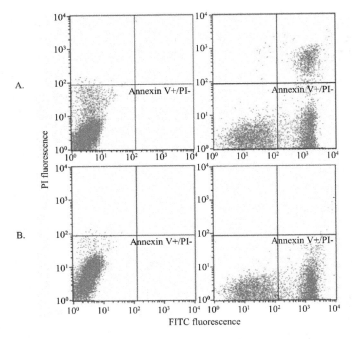

图 4-9-3　PI 和 Annexin-V 染色的 A、B 组乳腺癌细胞的凋亡检测结果

五、注意事项

1. 整个实验操作过程中动作尽量轻柔，勿用力吹打细胞。全程尽量在冰上操作。

2. 染色反应完毕要尽快检测，因为细胞凋亡是一个动态过程，反应 1 h 后荧光强度就开始减弱。

3. 由于染色试剂是光敏物质，所以在操作时要注意避光。

六、思考题

细胞凋亡的检测还有哪些方法？各自应用的优缺点是什么？

推荐阅读文献：

［1］CROWLEY L C, MARFELL B J, SCOTT A P, et al. Quantitation of Apoptosis and Necrosis by Annexin V Binding, Propidium Iodide Uptake, and Flow Cytometry ［J］. Cold Spring Harb Protoc, 2016 （11）：953-957.

［2］SCHUTTE B, NUYDENS R, GEERTS H, et al. Annexin V binding assay as a tool to measure apoptosis in differentiated neuronal cells ［J］. J Neurosci Methods, 1998, 86 （1）：63-69.

［3］RIEGER A M, NELSON K L, KONOWALCHUK J D, et al. Modified annexin V/ propidium iodide apoptosis assay for accurate assessment of cell death ［J］. J Vis Exp, 2011, （50）：1-4.

（孙　静）

医学免疫学实验技术

实验十　TUNEL 法测定细胞凋亡

一、目的要求

1. 掌握 TUNEL 法进行细胞凋亡检测的原理和实验方法。
2. 了解 TUNEL 法检测的应用。

二、实验原理

细胞凋亡后，染色质开始浓缩，DNA 发生渐进式断裂。染色体 DNA 双链断裂或单链断裂后可产生大量的黏性 3′—OH 末端。在脱氧核糖核苷酸末端转移酶（TdT）的作用下，脱氧核糖核苷酸和荧光素、过氧化物酶、碱性磷酸酶或生物素形成的衍生物可标记到 DNA 的 3′—OH 末端，从而可进行凋亡细胞的检测，这类方法被称为脱氧核糖核苷酸末端转移酶介导的缺口末端标记（terminal-deoxynucleotidyl transferase mediated nick end labeling，TUNEL）法。DNA 断裂产生的 3′—OH 末端可与地高辛结合，地高辛可与过氧化物酶结合，利用适当底物，过氧化物酶会产生颜色反应，最后通过显微镜进行定位并观察凋亡细胞。正常细胞几乎没有 DNA 的断裂，没有 3′—OH 形成，因此很少能够被染色（图 4-10-1）。

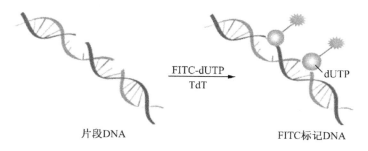

FITC-dUTP
TdT

片段DNA　　　　　　　　　　　　　　FITC标记DNA

dUTP

图 4-10-1　TUNEL 法测定细胞凋亡的原理示意图

TUNEL 法是将分子生物学与形态学相结合的研究方法。通过原位染色，能准确地反映细胞凋亡的状态和时期，可以直接在显微镜下观察凋亡细胞。TUNEL 法可用于分析石蜡包埋组织切片、冰冻组织切片、培养的细胞及分离的组织细胞等。通过对 DNA 的标记，检测灵敏度极高，即使只有少量的凋亡细胞，也可以被检出，可以实现单细胞凋亡的早期原位检测，其灵敏度比一般的组织化学和生物化学测定方法高，因而在细胞凋亡的研究中已被广泛使用。

三、实验材料

本实验以肿瘤组织为例，采用 TUNEL 法检测细胞凋亡。实验材料如下：
1. 显微镜。
2. 移液枪。
3. 磷酸盐缓冲液（PBS）。

4. 蛋白酶 K（200 μg/mL）。

5. TdT 酶缓冲液（新鲜配制）。

6. 洗涤与终止反应缓冲液：氯化钠、柠檬酸钠。

7. 0.05％的二氨基联苯（DAB）溶液。

8. 0.5％的甲基绿（pH4.0）。

9. 100％的丁醇，100％、95％、90％、80％、70％的乙醇，二甲苯，10％的中性甲醛溶液，乙酸，松香水等。

10. 过氧化物酶标记的抗地高辛抗体（ONCOR）。

四、实验方法

1. 先将石蜡切片加热，去除石蜡，随后通过以下溶液进行系列转移水合切片：二甲苯 5 min 2 次，96％的乙醇 3 min 2 次，然后 90％、80％、70％、50％的乙醇及双蒸水各 3 min。

2. 在冷的 4％甲醛中后续固定切片 5 min，用 PBS 清洗 3 次，每次 5 min。

3. 室温下用蛋白酶 K 溶液处理玻片 10 min 后，用 PBS 清洗 3 次。

4. 用含 0.5％ H_2O_2 的 PBS 溶液室温下处理 20 min，封闭内源过氧化物酶活性。

5. 吸去载玻片上多余的液体，在切片上加 2 滴 TdT 酶缓冲液，置于室温下 5 min。再次吸去玻片上多余液体，在用 TdT 反应缓冲液制备的 TdT 酶、地高辛配基偶联的 dUTP 中，37 ℃下孵育切片 1 h。

6. 用 PBS 洗涤切片 3 次，每次 5 min。在玻片上滴加两滴过氧化物酶标记的抗地高辛抗体，于湿盒中室温下反应 30 min。

7. 用 PBS 洗 4 次，每次 5 min，在玻片上直接滴加新鲜配制的 0.05％ DAB 溶液，室温下显色 3~6 min。

8. 用蒸馏水洗 4 次，于室温下用甲基绿复染 10 min。用蒸馏水洗 3 次，再用 100％的正丁醇洗 3 次。

9. 用二甲苯脱水，封片干燥后，在光学显微镜下观察并记录实验结果。

结果示例见图 4-10-2。显微镜下观察，染色细胞为凋亡细胞。可结合凋亡细胞的形态特征进行综合判断。

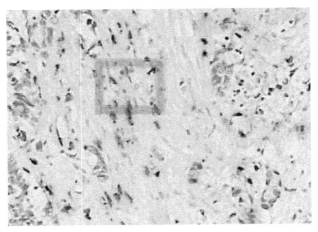

染色（深色）细胞即为大量凋亡的浸润细胞

图 4-10-2　TUNEL 法染色肠癌基质组织中的凋亡细胞

五、注意事项

1. 细胞凋亡检测试验中一定要设计阳性和阴性对照样本。可以采用不加 TdT 酶的作为阴性对照组，利用 DNase Ⅰ部分降解的细胞作为阳性对照组。

2. TUNEL 反应液临用前配制，短时间在冰上保存。不宜长期保存，长期保存会导致酶失活。

3. PBS 洗涤要彻底，每次清洗 5 min。洗涤后尽量吸干液体。

4. PBS 清洗后，为了各种反应的有效进行，请尽量除去 PBS 溶液后再进行下一步反应。

5. 反应部分应在湿盒中完成，防止玻片干燥。

6. 荧光素标记的 dUTP 液含甲次砷酸盐和氯化钴等致癌物，注意防护。

7. 坏死细胞或高度增殖的组织细胞可产生大量 DNA 片段，引起假阳性结果，可结合细胞形态进行综合判断。

六、思考题

TUNEL 法检测细胞凋亡有哪些优点和缺点？如何分析假阳性和假阴性？

推荐阅读文献：

［1］KYRYLKOVA K, KYRYACHENKO S, LEID M, et al. Detection of apoptosis by TUNEL assay［J］. Methods Mol Biol, 2012, 887：41-47.

［2］LOO DT. In situ detection of apoptosis by the TUNEL assay：an overview of techniques［J］. Methods Mol Biol, 2011, 682：3-13.

［3］MAJTNEROVÁ P, ROUŠAR T. An overview of apoptosis assays detecting DNA fragmentation［J］. Mol Biol Rep, 2018, 45（5）：1469-1478.

（孙 静）

实验十一 ^{51}Cr 释放法测定 CTL 活性

一、目的要求

1. 掌握 ^{51}Cr 释放实验的基本原理。
2. 熟悉 ^{51}Cr 释放法测定细胞毒性 T 淋巴细胞（CTL）活性的基本操作步骤。

二、实验原理

^{51}Cr 释放法是测定 CTL 功能的经典方法。

铬酸钠（Na$_2$^{51}CrO$_4$）能进入增殖的细胞内，与蛋白质牢固地结合。当标记 ^{51}Cr 的细胞受到损伤或死亡之后，即可释放出 ^{51}Cr（铬）。在本实验中，用 Na$_2$^{51}CrO$_4$ 短暂标记靶细胞，洗涤后与效应细胞按适当的效靶比（效应细胞：靶细胞，即 E：T）混合后共同培养。若待检效应细胞能杀伤靶细胞，则^{51}Cr 从靶细胞内释出。然后以 γ 计数仪测定释放出的^{51}Cr 放射活性。靶细胞溶解破坏越多，^{51}Cr 释放就越多，上清液的放射活性也就越高，应用公式即可计算出待检效应细胞的杀伤活性。

三、实验材料

1. 铬酸钠（Na$_2$^{51}CrO$_4$，^{51}Cr 的物理半衰期为 27.72 d）。

2. 靶细胞：组织培养细胞及肿瘤细胞的单细胞悬液等。实验时一般采用培养 24~48 h 的靶细胞。

3. 对照靶细胞：除抗原表达不同外，其余与靶细胞相同。

4. 效应细胞：从人外周血分离的单个核细胞、小鼠脾脏细胞或体外诱导产生的细胞毒性 T 淋巴细胞（CTL）等。

5. 对照效应细胞：未致敏细胞或者用无关抗原致敏的细胞。

6. RPMI 1640 细胞培养基。

7. 96 孔圆底细胞培养板、24 孔平底细胞培养板。

8. 多孔细胞上清收集器。

四、实验方法

（一）铬酸钠（Na$_2$^{51}CrO$_4$）标记靶细胞

1. 用 RPMI 1640 完全培养基洗涤靶细胞（1×10^7），弃去上清液，加入 100 μCi（3.7 MBq）铬酸钠（Na$_2$^{51}CrO$_4$），标记时总体积应较小（0.1~0.2 mL），37℃下孵育 1 h，每 10~15 min 摇晃一次，混匀细胞。

2. 用 RPMI 1640 完全培养基洗涤细胞 3 次，每次 1500 r/min，离心 5 min。洗涤时，尽量减少振荡引起的细胞损伤，以降低靶细胞的自发释放，将细胞浓度调整为（0.2~1）×10^5/mL 备用。

（二）^{51}Cr 释放实验

1. 在 96 孔圆底细胞培养板中每孔加 100 μL 效应细胞，效应细胞与靶细胞的比例（效靶比，E：T）根据要求而定，并倍比稀释。

2. 各孔加入^{51}Cr 标记的靶细胞，每孔 100 μL。

3. 阴性对照孔（自发释放）中不加效应细胞，只加 100 μL 完全培养基和 100 μL 靶细胞；阳性对照孔（最大释放）中只加 100 μL 靶细胞。

4. 每个效应细胞浓度设 3 个复孔。

5. 稍离心（1000 r/min，3min），以促进效应细胞与靶细胞之间的接触，置 37 ℃、5% CO$_2$ 培养箱中培养 3~6 h。

6. 在只含 100 μL 靶细胞的空白孔内加入 100 μL 1 mol/L 的 HCl 溶液，以测定最大^{51}Cr 释放。

7. 离心培养板（1200 r/min，5 min），每孔吸出 100 μL 上清液，置于一次性使用的检测管中，在 γ 计数仪上测定上清液中的每分钟放射性活性（cpm 值）。

（三）特异性杀伤活性的计算

用细胞毒性百分比表示，计算公式如下：

$$细胞毒性(\%)=\frac{实验组\ cpm\ 值-自发释放组\ cpm\ 值}{最大释放组\ cpm\ 值-自发释放组\ cpm\ 值}×100\%$$

五、注意事项

1. ^{51}Cr 释放法的最大问题是靶细胞在无 CTL 存在时会有 ^{51}Cr 的自发释放。通常在 3~4 h 的实验过程中，自发释放值约为最大释放值的 5%~30%。自发释放必须小于最大释放的 30%，实验才可行。

2. 细胞活力是实验成功的关键，故操作要迅速，并事先准备好优质血清。

3. 靶细胞处于对数生长期时标记率最高，活力低的靶细胞自发 ^{51}Cr 释放较高。因此实验前一天务必换液，确保细胞生长良好。在标记过程中，由于 ^{51}Cr 进入靶细胞胞浆内，细胞脆性增大，振荡要轻柔。

4. 对照靶细胞应不表达致敏效应细胞时所用的抗原。除此之外，其他应尽量与靶细胞相近。

5. ^{51}Cr 自发释放率常随效靶细胞作用时间的延长而偏高，故宜做短程实验；且半衰期短，存放时间最好不要超过半个半衰期，否则标记率低，自发释放率高。

6. 常用的效靶比是 100、50、25、12.5。

7. 操作时，应严格遵守同位素操作条例并适当防护。

六、思考题

实验过程中如何减少自发释放？

推荐阅读文献：

[1] HEO D S, PARK J G, HATA K, et al. Evaluation of tetrazolium-based semi-automatic colorimetric assay for measurement of human antitumor cytotoxicity [J]. Cancer Res, 1990, 50 (12): 3681-3690.

（朱一蓓）

实验十二　细胞迁移能力分析

一、实验目的

1. 掌握趋化的概念及细胞迁移的原理。
2. 熟悉采用 Transwell 小室分析细胞在趋化因子作用下的迁移能力的方法。

二、实验原理

表达趋化因子受体的免疫细胞可循趋化因子的浓度差到达免疫应答局部，参与免疫应答和免疫调节。在体外可通过 Transwell 的方法评估免疫细胞的趋化能力。

Transwell 板由上室和下室构成：培养板上的培养孔盛装培养液，称为下室；培养孔上部放置一个小杯子，盛装培养液，称为上室。上室底部为聚碳酸酯膜，孔径大小为 0.1~12.0 μm，实验中可依据穿越细胞的大小选择不同孔径的上室；下室培养液中可添加不同浓度的趋化因子，吸引上室细胞向下室迁移。

T 细胞表达趋化因子受体 CXCR-4。CXCL-12a（也称 SDF-1α）是 CXCR-4 的配体。本实验将人外周血 T 细胞加入 Transwell 板上室，趋化因子 SDF-1α 加入 Transwell 板下室培养基中，检测 SDF-1α 对 T 细胞的趋化作用。

三、实验材料

本实验以趋化因子 SDF-1α 趋化 T 淋巴细胞迁移为例，介绍 Transwell 细胞迁移能力分析方法。实验材料如下：

1. Transwell 小室（孔径 5 μm）。
2. 趋化因子 SDF-1α。
3. 阻断性抗人 CXCR-4 抗体。
4. 温控离心机。
5. 细胞计数板和微量移液器。
6. 倒置显微镜。
7. 胎牛血清。
8. RPMI 1640 基础培养基。

四、实验方法

1. 24 孔 Transwell 板下室分别加入终浓度为 0、1、10 和 100 ng/mL 的 SDF-1α 及含 10% FCS 的 RPMI 1640 培养基 600 μL。设立抗人 CXCR-4 抗体阻断组。
2. 将 T 细胞浓度调整为 5×10^5/mL。取 100 μL 细胞悬液，加入 Transwell 板上室。
3. 在 5% CO_2、37 ℃ 条件下孵育 4 h。
4. 分别收取并计数各组上室和下室细胞。
5. 计算各实验组细胞迁移率。迁移率计算公式如下：

$$迁移率 = \frac{下室细胞数}{接种细胞数} \times 100\%$$

五、注意事项

1. 根据所做实验的要求，选择合适孔径的 Transwell 上室。
2. 通过预实验确定合适的趋化时间，以确保实验效果。

六、思考题

还有哪些方法可用于评估免疫细胞的趋化能力？

推荐阅读文献：

[1] IERANÒ C，D'ALTERIO C，GIARRA S, et al. CXCL12 loaded-dermal filler captures CXCR4 expressing melanoma circulating tumor cells [J]. Cell Death Dis, 2019, 10 (8)：562.

（居颂光）

实验十三 细胞侵袭能力分析

一、实验目的

1. 掌握细胞侵袭的原理。
2. 熟悉采用基质胶覆盖的培养小室分析细胞侵袭能力的实验方法。

二、实验原理

肿瘤细胞可通过分泌基质金属蛋白酶（MMPs）降解基质，参与组织侵袭。根据这一特性，在 Transwell 板上室聚碳酸酯膜上方铺一层基质胶，然后将肿瘤细胞加入上室，下室中加入血清或者某些特定趋化因子。肿瘤细胞在降解基质胶后向含高浓度血清或者趋化因子的下室迁移。经过一段时间后，取出上室，拭去上室上层未迁移的细胞，然后通过固定和染色，在显微镜下观察侵袭迁入下室的细胞数量，从而评估肿瘤细胞的侵袭能力。

三、实验材料

本实验以肠癌细胞侵袭实验为例，介绍 Transwell 细胞侵袭能力分析实验方法。实验材料如下：

1. Transwell 小室（孔径 8 μm）。
2. 胎牛血清。
3. RPMI 1640 基础培养基。
4. 肠癌细胞株 HCT116。
5. 基质胶。
6. 0.1% 的结晶紫溶液。
7. 无水乙醇。
8. 倒置显微镜。
9. 温控离心机。
10. 细胞计数板。
11. 微量移液器和移液尖。

四、实验方法

1. 从 −20 ℃ 冰箱取出储存的基质胶，置于 4 ℃ 条件下过夜；将细胞小室、培养板和移液尖等置于 4 ℃ 条件下预冷。

2. 用无血清的预冷 RPMI 1640 培养基稀释基质胶至浓度为 20 μg/mL 后，以 10 μg/cm^2 的密度加入细胞小室的上层，轻轻摇晃，使胶均匀铺在膜上。该步操作在冰上进行。

3. 立即将铺好基质胶的小室置于培养板中，置于 37 ℃ 下孵育 1 h，使基质胶由液体凝成固体，吸去多余的或者未凝的基质胶。

4. HCT116 细胞在含有 10% FBS 的 RPMI 1640 培养基中培养至丰度为 80% 左右时，换成无血清 RPMI 1640 培养基饥饿处理 24 h。

5. 消化和洗涤 HCT116 细胞后，用无血清 RPMI 1640 培养基重悬细胞，调整细胞浓度为 $10^6/mL$。

6. 取 200 μL 细胞悬液加入上室，600 μL 含有 10% FBS 的 RPMI 1640 培养基加至下室，置于 37 ℃下孵育。根据细胞特性的不同，分别孵育 24 h、48 h 和 72 h 等不同时间。

7. 取出细胞小室，吸去小室中的培养液，用 PBS 清洗 1 遍后，置于 70%的乙醇中固定 5 min，而后用 0.5%的结晶紫染色 20 min。

8. 结果观察。方法一：用 PBS 清洗 2 次，立即用棉签拭去小室膜上层的细胞，静置自然风干。显微镜下观察滤膜下层着色的细胞，随机选取不同的视野计数并计算平均值。方法二：用 33%的醋酸洗脱结晶紫染色后的小室膜下层细胞，将结晶紫完全洗脱下来，采用酶标仪在 570 nm 波长处读取洗脱液的吸光度值。

五、注意事项

1. 要根据细胞特点选择合适孔径的上室。
2. 侵袭实验的细胞密度和细胞侵袭实验的孵育时间应根据不同的细胞进行调整。
3. 观察细胞时一定要擦去小室膜上方未侵袭并迁移至下室的细胞。

六、思考题

还有哪些方法可用于评估肿瘤细胞的侵袭能力？

推荐阅读文献：

[1] Wang J, TANG C, YANG C, et al. Tropomyosin-1 functions as a tumor suppressor with respect to cell proliferation, angiogenesis and metastasis in renal cell carcinoma [J]. J Cancer, 2019, 10 (10)：2220-2228.

（居颂光）

医学免疫学实验技术

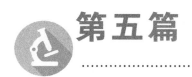

第五篇

抗 体 制 备

实验一 兔抗人 IgG 多克隆抗体的制备

一、目的要求

1. 掌握多克隆抗体的制备原理和制备流程。
2. 了解多克隆抗体效价的鉴定与判断方法。

二、实验原理

抗原分子通常具有多个抗原表位，用抗原免疫动物后，可激发多种具有相应抗原受体的 B 细胞发生免疫应答。由活化的 B 细胞分化成浆细胞分泌抗体进入血液，从血清中分离出多种针对不同抗原表位抗体的混合物即为多克隆抗体（polyclonalantibody，pAb），也称为免疫血清或抗血清。

高效价抗血清的获取，主要取决于抗原的免疫原性及免疫程序，如免疫途径、抗原剂量、免疫次数与周期等。为了提高抗原的免疫原性，可在免疫动物时加用佐剂。常用的佐剂是弗氏佐剂，包括弗氏完全佐剂及弗氏不完全佐剂两种。

三、实验材料

1. 人免疫球蛋白 IgG（可自制。人血清经饱和硫酸铵溶液粗沉淀后，经亲和层析柱纯化制得）。
2. 生理盐水或 PBS。
3. 弗氏完全佐剂和不完全佐剂（可自行制作或购买成品）。
4. 健康成年兔，雄雌不限，体重 1.5~2.5 kg。
5. Eppendorf 管、金属镊子、无菌注射器、6 号与 9 号注射针头。
6. 动物固定架、手术器械。
7. 75% 的乙醇棉球、聚维酮碘等。

四、实验方法

1. 按 150~200 μg/kg 体重的量称取人免疫球蛋白 IgG，溶于 0.5 mL 生理盐水，置于适当的容器中进行溶解。

2. 逐滴加入等体积的弗氏完全佐剂，用装有 9 号注射针头的注射器反复抽吸进行乳化，直至取 1 滴放在水面上不散开即为形成了乳化剂。

3. 将体重适宜的健康家兔，用剪刀剪去颈背部及后脚掌的毛发，固定好，用聚维酮碘或乙醇消毒皮肤。

4. 用 2 mL 的注射器吸取抗原溶液 1 mL，于兔颈背部及后脚掌皮下多点注射，每点 0.1~0.2 mL。

5. 间隔 2 周重复免疫，抗原的剂量及注射部位同上。应用弗氏不完全佐剂进行乳化，共免疫 3~4 次。

6. 末次免疫可经静脉注射不加佐剂的抗原溶液，剂量为首次免疫的 50%~60%。

7. 免疫血清的效价测定：末次免疫后 10 d 左右，从兔耳缘静脉取血少许，4 ℃下放置 4 h 以上，以 2000 r/min 的转速离心 10 min，收获血清，采用免疫双扩散方法测定抗体的效价。

8. 经测定，如抗体效价达到要求（一般为 1∶16 以上），采用颈动脉放血法收集血液（无菌操作），置 4 ℃条件下待其凝固后离心，收获血清。

五、注意事项

1. 抗原乳化剂的制备、动物免疫及收获血清等实验过程中均应注意无菌操作。

2. 动物免疫的抗原用量及免疫次数因抗原的性质及不同的动物种类而异，一般免疫 3~4 次。

3. 若经鉴定，抗体效价较低，可再免疫 1~2 次后收获免疫血清。

六、思考题

1. 为什么免疫动物的途径大多采用皮下注射？
2. 制备可溶性抗原溶液时，加用免疫佐剂的目的是什么？

（朱华亭）

实验二 B 淋巴细胞杂交瘤的建株

一、目的要求

1. 掌握能分泌特异性单克隆抗体的杂交瘤细胞建株的原理。
2. 熟悉细胞融合的操作过程及技术要点。
3. 了解细胞杂交后融合细胞的形态观察和分析方法。

二、实验原理

一个 B 淋巴细胞只能产生一种针对它能够识别的特异性抗原决定簇的抗体。从一个祖先 B 细胞分裂繁殖而形成的纯细胞系被称为克隆（Clone），又称无性繁殖细胞系或克隆系。来自克隆系的细胞基因是完全相同的，产生的抗体也完全相同。这种从一株克隆系产生的性质相同的均一抗体被称为单克隆抗体（monoclonal antibody，mAb）。它们具有完全相同的分子结构和生物学特性，但这种具有分泌抗体功能的 B 淋巴细胞难以在体外长期存活和扩增。利用细胞融合技术，将上述 B 淋巴细胞与在体外能长期增殖的骨髓瘤细胞进行融合，经过选择性培养获取的杂交细胞被称为杂交瘤细胞。该细胞既有 B 淋巴细胞分泌特异性单抗的功能，又具有骨髓瘤细胞无限增殖的能力。因此，单克隆抗体的制备依赖于高效、稳定分泌特异性抗体杂交瘤的建株。

用于杂交瘤制备的骨髓瘤细胞是一种经诱导的次黄嘌呤鸟嘌呤磷酸核糖转移酶（HGPRT）或胸苷激酶（TK）缺陷株。细胞的 DNA 生物合成有两条途径：一条是主要途径，即由氨基酸及其他小分子化合物合成核苷酸，进而合成 DNA；另一条为替代途径，即在 HGPRT 和 TK 的催化下，细胞利用外源性的 H 和 T 合成核苷酸。在进行特异性杂交瘤筛选的培养基中含有 H（次黄嘌呤）、A（氨基蝶呤）及 T（胸腺嘧啶）三种物质，故称 HAT 选择培养基。只有 B 细胞和骨髓瘤细胞的异核融合体杂交瘤细胞，既从 B 细胞获得了 HGPRT 和 TK，能够利用培养基中的 H 和 T 合成 DNA，又从骨髓瘤细胞获得了无限增殖的能力，因此，只有杂交瘤细胞能在 HAT 选择培养基中生存下来并不断增殖。

经 HAT 选择培养基筛选获得的杂交瘤细胞，对其分泌抗体进行检测后，经克隆化培养挑选高分泌的单克隆株，扩大培养后液氮冻存或制备单克隆抗体。

三、实验材料

1. 小鼠 L929 转人 CD28 基因细胞株（L929/CD28）。
2. BALB/c 小鼠（6~8 周龄）。
3. 小鼠骨髓瘤细胞株 SP2/0。
4. 细胞融合剂 PEG1500。
5. 温控离心机和水浴锅。
6. 80~100 目钢丝筛网。
7. 简易小鼠解剖架。
8. 玻璃注射针芯。
9. 直径 8~10 cm 的玻璃平皿。
10. PBS、DMEM 基础培养基及 HAT 选择培养基。
11. 96 孔细胞培养板。
12. 吸管、吸球、50 mL 的离心管、烧杯、75%的乙醇、小剪刀及镊子等。

四、实验方法

（一）动物免疫

1. 第 1 周，收集对数生长期 L929/CD28 细胞，按每只 BALB/c 小鼠细胞用量为 8×10^6 个。

2. 用 PBS 将 L929/CD28 细胞洗涤 2 遍，弃上清，加入丝裂霉素溶液（每 1×10^7 个细胞 50 μg 或 50 μL）。

3. 混匀，置于 37 ℃下处理 45 min，洗涤 3 遍，用适量生理盐水重悬细胞，腹腔注射免疫。

4. 第 3 周，L929/CD28 细胞数量为每只小鼠 6×10^6 个，细胞的处理及注射部位同上。

5. 第 5 周，L929/CD28 细胞数量为每只小鼠 5×10^6 个，细胞的处理及注射部位同上。

6. 融合前 4~5 天，加强免疫，L929/CD28 细胞数量为每只小鼠 3×10^6，腹腔注射。

（二）细胞融合

1. 取免疫 BALB/c 小鼠，眼眶放血致死，冲洗干净后用 75% 的乙醇消毒 5 min。

2. 将小鼠腹部朝上，放在简易的解剖架上。

3. 打开腹腔，取出脾脏，置于钢丝筛内，将筛网放在盛有约 15 mL 基础培养基的平皿中，用玻璃注射针芯轻压碾磨脾脏制成单细胞悬液。移去钢丝筛，用吸管将细胞转移至 50 mL 的离心管中，计数细胞。

4. 取小鼠脾脏细胞与对数生长期的小鼠骨髓瘤细胞 SP2/0 混合（5：1）于 50 mL 的离心管中，以 1500 r/min 的转速离心 5 min，弃上清（要彻底），轻轻弹松细胞。

5. 用移液管取 0.5 mL PEG-1500 溶液（37 ℃ 水浴预热），将移液管的尖端插入管底，轻轻搅动细胞并缓慢地滴加 PEG-1500，1 min 内匀速加完。继续静置 1 min。再缓慢加入基础培养基 20~25 mL，静置 8 min，以 1000 r/min 的转速离心 5 min，弃上清。

6. 将沉淀细胞轻悬于 50 mL 的 HAT 选择培养液中，滴加在已添加小鼠饲养细胞的 96 孔培养板中，每孔 0.1 mL（1 滴），然后放入培养箱中静置 3 min，在显微镜下观察融合细胞的状态。2~3 d 后半量换液一次。细胞融合后应每日观察细胞的生长情况。骨髓瘤细胞在 HAT 培养液中停止增殖，细胞的折光性和立体感逐渐消失，继而死亡。融合后 4~5 d 即可见克隆状的新生杂交瘤细胞集落。

（三）阳性杂交瘤的筛选

1. 取生长良好的 L929/CD28 细胞，洗涤后置于 1.5 mL 的离心管中，每管 5×10^5 个，加入杂交瘤细胞的培养上清，每管 50~100 μL。

2. 混匀后置于 4 ℃ 冰箱，反应 30 min。

3. 洗涤两遍，加入 FITC-羊抗小鼠 IgG，4 ℃ 下反应 30 min。

4. 经 PBS 洗涤后置于荧光显微镜下观察或用流式细胞仪检测。

5. 复测时，以 L929/mock 细胞作为阴性对照细胞株。对于抗体分泌阳性的杂交瘤细胞，须连续测定 2 次以上进行确定。

（四）阳性杂交瘤的克隆化

1. 选择抗体效价高、呈单个生长的杂交瘤克隆，用移液器吸取少量细胞。

2. 采用倍比有限稀释法，用 96 孔细胞培养板连续亚克隆 3 次以上。

3. 反复筛选和鉴定高分泌株，扩大培养后及时液氮冻存或者进行单抗的制备。

杂交瘤细胞建株、单克隆抗体制备及鉴定的基本流程见图 5-2-1。

五、注意事项

1. 要采取正确的方法抓取小鼠，以免被其咬伤。

2. PEG-1500 一定要在规定的时间内匀速加完。

3. 对杂交瘤细胞分泌抗体的阳性孔中细胞的鉴定，要对培养上清测定 2 次以上才能确定，以避免偶然因素造成的假阳性结果。

4. 杂交瘤细胞的克隆化一般要进行 2~3 次，以确保杂交瘤的单克隆化。

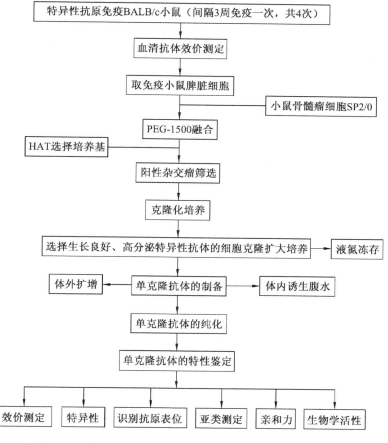

图 5-2-1　杂交瘤细胞建株、单克隆抗体制备及鉴定的基本流程

六、思考题

1. 脾细胞和骨髓瘤细胞融合后有几种状态的细胞存在？
2. HAT 培养基选择培养的原理与目的是什么？

推荐阅读文献：

［1］WINZELER A，WANG J T. Culturing hybridoma cell lines for monoclonal antibody production ［J］. Cold Spring Harb Protoc，2013（7）：640-642.

［2］TOMITA M，TSUMDTO K. Hybridoma technologies for antibody production ［J］. Immunotherapy，2011，3（3）：371-380.

［3］GLUKHOVA XA，PRVSAKOVA O V，TRIZNA J A，et al. Updates on the production of therapeutic antibodies using human hybridoma technique ［J］. Curr Pharm Des，2016，22（7）：870-878.

（王　勤）

实验三　单克隆抗体的分离纯化

一、目的要求

1. 掌握单克隆抗体分离纯化的原理和操作方法。
2. 掌握蛋白液相色谱等仪器的使用方法。

二、实验原理

葡萄球菌 G 蛋白（Protein G）具有与多种哺乳动物免疫球蛋白 IgG 分子的 Fc 段发生特异性结合的能力，而且与不同 IgG 亚类的结合力有差别。将 Protein G 与琼脂糖凝胶（Sepharose）偶联并填充形成亲和层析柱，按照一定的上样流速将蛋白样品（含有某种单克隆抗体的小鼠腹水或杂交瘤细胞培养上清）缓慢通过亲和层析柱，使单克隆抗体 IgG 与 Protein G 充分结合，再通过改变亲和层析柱滤过缓冲液甘氨酸-盐酸（Glycine-HCl）的 pH 和离子强度，可洗脱结合于 Protein G-Sepharose 柱上的免疫球蛋白 IgG，根据实时检测峰收集纯化的 IgG 单克隆抗体，立即调节 pH 至中性。

三、实验材料

1. 分泌单克隆抗体的杂交瘤细胞诱导产生的小鼠腹水。
2. pH 7.0、20 mmol/L 的 PBS。
3. pH 2.7、20 mmol/L 的 Glycine-HCl 洗脱液。
4. pH 9.0、1 mol/L 的 Tris-Base 缓冲液。
5. 温控台式高速离心机。
6. 预装 Protein G 亲和层析柱和快速蛋白液相色谱仪。
7. 移液器、吸头、滤器、注射器、离心管、收集瓶和瓶盖等。

四、实验方法

1. 将小鼠腹水与 PBS 按 1∶3 的比例稀释，置于 4 ℃冰箱内过夜。
2. 将稀释的小鼠腹水以 10000 r/min 的转速离心 10 min，取上清，用 0.22 μm 的滤器过滤，去除杂质。
3. Protein G 亲和层析柱用 PBS 冲洗，平衡至基线稳定，流速为 1 mL/min。
4. 将过滤好的腹水加入亲和层析柱，上样液为 PBS，流速为 1 mL/min，先流出的是杂蛋白。待杂蛋白峰回到基线一段时间后开始洗脱，洗脱液为 Glycine-HCl 溶液，流速为 1 mL/min，根据监测蛋白峰收集目标蛋白。
5. 将收集的单克隆抗体蛋白立即加入 Tris-Base 溶液中进行中和，调节蛋白溶液的 pH 至中性。
6. 单克隆抗体定量，抗体效价检测，分装保存。
7. 亲和层析柱用 PBS 反复清洗，保存至 4 ℃冰箱。

结果示例见图 5-3-1。

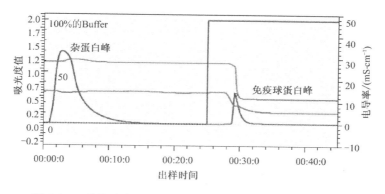

图 5-3-1　单抗分离纯化过程中的腹水型单抗上样峰和洗脱峰

五、注意事项

1. 小鼠腹水成分复杂，加上抽取时可能带入细胞等杂质，所以离心过滤预处理操作很关键，一定要达到要求，否则会使层析柱受损并影响抗体纯化效果。

2. 适当提高稀释倍数和降低流速可以有效提高纯化时腹水中单克隆抗体的得率。

3. 由于洗脱条件比较剧烈，收集的单克隆抗体要及时用 Tris-Base 缓冲液调节 pH 至中性，以免造成抗体失活。

六、思考题

1. 腹水型抗体稀释倍数过低会对纯化效果有什么影响？
2. 如何进一步鉴定单克隆抗体蛋白的纯化效果和抗体效价？

推荐阅读文献：

［1］JIN W J, XING Z Z, SONG Y L, et al. Protein aggregation and mitigation strategy in low pH viral inactivation formonoclonal antibody purification ［J］. MAbs, 2019, 11（8）: 1479-1491.

［2］YAMADA T, YAMAMOTO K, ISHIHARA T, et al. Purification of monoclonal antibodies entirely in flow-through mode ［J］. J Chromatogr B Analyt Technol Biomed Life Sci, 2017, 1061: 110-116.

［3］HOSKEN B D, LI C, MULLAPPALLY B, et al. Isolation and characterization of monoclonal antibody charge variants by free flow isoelectric focusing ［J］. Anal Chem, 2016, 88: 5662-5669.

［4］ISHIHARA T, MIYAHARA M, YAMADA T, et al. Innovative next-generation monoclonal antibody purification using activated carbon: A challenge for flow-through and column-free processes ［J］. J Chromatogr B Analyt Technol Biomed Life Sci, 2019, 1121: 72-81.

（王　勤）

第六篇

·······························

动物模型的构建

实验一　荷瘤小鼠模型的建立

医学免疫学实验技术

一、目的要求

1. 熟悉荷瘤小鼠模型的建立方法。
2. 了解肿瘤动物模型的用途。

二、实验原理

将体外培养的肿瘤细胞接种于宿主动物体内可形成荷瘤动物模型。荷瘤动物模型可用于研究肿瘤在体内的生长、侵袭、迁移和促肿瘤血管生成等肿瘤恶性生物学行为，还可用于评价抗肿瘤药物疗效以及探讨肿瘤免疫机制和免疫治疗策略。本实验以 C57BL/6 品系小鼠为宿主，以小鼠黑色素瘤细胞株 B16-F0 为移植瘤细胞，采用皮下接种法建立黑色素瘤荷瘤小鼠模型。

三、实验材料

1. C57BL/6 品系小鼠（8~10 周龄）。
2. 小鼠黑色素瘤细胞株 B16-F0。
3. RPMI 1640 培养基。
4. 胎牛血清。
5. PBS（不含 Ca^{2+}、Mg^{2+}）。
6. 台盼蓝染液。
7. 倒置显微镜。
8. 离心机。
9. 游标卡尺。
10. 吸管。
11. 离心管。
12. 载玻片。
13. 1 mL 的注射器。

14. 酒精棉球。

15. 制冰机。

16. 剃毛推子。

四、实验方法

1. 收集处于对数生长期的 B16-F0 细胞，置于离心管中，以 1200 r/min 的转速离心 5 min，弃上清。

2. 采用冰浴预冷的无菌 PBS 重悬 B16-F0 细胞，以 1200 r/min 的转速离心 5 min，弃上清。重复此步骤，用 PBS 洗涤 B16-F0 细胞 3 次。

3. 用 PBS 按 1×10^6/mL 的浓度重悬 B16-F0 细胞。

4. 取少量 B16-F0 细胞悬液与等量台盼蓝染液混合后滴加于载玻片上。通过台盼蓝拒染实验，在显微镜下计数活细胞的比率（活细胞不着色，死细胞被染成蓝色）。如活细胞所占比例≥95%，则该 B16-F0 细胞悬液可用于接种小鼠。

5. 将步骤 3 中所获浓度为 1×10^6/mL 的 B16-F0 细胞悬液置于冰上备用。

6. 抓取小鼠，剃去臀部毛发。

7. 用注射器吸取肿瘤细胞悬液，于小鼠臀部皮下按每点 0.1 mL 注射肿瘤细胞。

8. 每天动态观察小鼠的生存状态和成瘤情况。如在皮下形成肉眼可见肿瘤，使用游标卡尺测量瘤的长径和短径。肿瘤体积的计算公式为：V（mm^3）$= \pi/6 \times$ 长径（mm）$\times$ 短径（mm）$\times$ 短径（mm）。

9. 根据肿瘤的生长状况，绘制成瘤曲线、肿瘤生长曲线及小鼠的生存曲线。

五、注意事项

1. 不同肿瘤细胞株的体内成瘤能力差异较大，要进行预实验确定合适的肿瘤细胞接种数量。

2. 小鼠皮下注射的体积大小应适中，一般为 0.1 mL 左右。

六、思考题

1. 除了上述皮下接种方法外，还有哪些方法可用于建立荷瘤小鼠模型？

2. 简述荷瘤小鼠模型在肿瘤病理机制研究和治疗手段探索方面的应用。

推荐阅读文献：

[1] BOSE C, SINGH S P, IGID H, et al. Topical 2′-hydroxyflavanone for cutaneous melanoma [J]. Cancers (Basel), 2019, 11 (10): 1556.

（居颂光）

实验二　胶原诱导的小鼠类风湿性关节炎模型

一、目的要求

1. 掌握胶原诱导的类风湿性关节炎模型的制备方法。
2. 掌握类风湿性关节炎模型的评价方法。

二、实验原理

类风湿性关节炎（rheumatoid arthritis，RA）是一种病因尚不明确、以关节滑膜为主要靶组织的慢性自身免疫性疾病。其主要临床表现是以小关节对称性的关节滑膜炎、关节破坏为特征的慢性炎症性病变。在我国，类风湿性关节炎的发病率约为 0.4%，有较大的患者群，且女性患病数量约为男性的 3 倍。

RA 是慢性疾病，其病理特征表现为炎性细胞浸润、血管翳形成、软骨和骨组织破坏，进而导致关节僵硬。局部持续的炎症过程会导致 RA 患者不可逆的关节破坏、畸形，最终导致功能丧失而严重影响患者的生活质量。RA 还会引起心肌炎、巩膜炎、动脉炎等多种并发症，给人类健康带来严重的威胁。该病的发病机制目前尚不明确，可能与遗传、感染、激素等有关。相关研究表明，细胞因子、细胞信号转导通路的恶性循环以及细胞的程序性死亡等多种因素共同导致了 RA。良好、稳定的动物模型制备是研究 RA 的基础。

三、实验材料

1. 鸡 II 型胶原（C II）。
2. 完全弗氏佐剂（CFA）。
3. 不完全弗氏佐剂（IFA）。
4. 三通管。
5. 5 mL 的注射器。
6. 100 μL 的微量注射器。
7. 摇床。
8. 1.5 mL 的 EP 管。
9. DBA1/J 小鼠（雄性，8~9 周龄）。

四、实验方法

1. 溶解胶原。将 4 mg C II 加入 1 mL 4 ℃ 预冷的 50 mmol/L 乙酸中，置于 4 ℃ 下摇床内振荡 12 h。充分溶解后终浓度为 4 mg/mL，分装于 1.5 mL 的 EP 管中，并置于 -20 ℃ 下保存。

2. 胶原乳化。用一支 5 mL 的注射器抽吸溶解的 C II，另取一支 5 mL 的注射器抽吸等体积的 CFA，将两支注射器通过三通管相连。反复推拉活塞，混匀 C II 和 CFA，目的是形成油包水的结构（弗氏佐剂中含液状石蜡）。此即为乳化过程，大约需 30 min。此时胶原终浓度为 2 mg/mL。

3. 乳化检验。取少量乳剂滴入水中，观察其性状。若乳剂滴入水中不分散，呈块状漂浮于水面，则乳化完全。否则，继续乳化。

4. 第一次免疫。在鼠尾根部皮下注射乳剂 100 μL。若注射位置正确，可见到尾根部皮下呈球样肿胀。

5. 第二次免疫（也称作加强注射）。于第一次免疫后 21 d 进行加强注射。与第一次免疫的区别在于将 CFA 改为 IFA，其余步骤相同。

鼠尾皮下注射示意图见图 6-2-1。

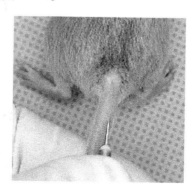

图 6-2-1　鼠尾皮下注射

● 模型评价

（1）炎症指数。自加强注射起，每 2 天观测小鼠前后四足红肿情况，单足计 0~4 分，一只小鼠计四足总分，最高 16 分。评分标准（图 6-2-2）如下：

0 分：正常；

1 分：1 个足趾肿胀；

2 分：>1 个足趾肿胀；

3 分：足掌和足踝轻度肿胀；

4 分：所有足趾肿胀，且足掌、足踝肿胀（3 分），或足趾明显畸形（3 分），或行走困难（3 分，小鼠拖着腿走路）。

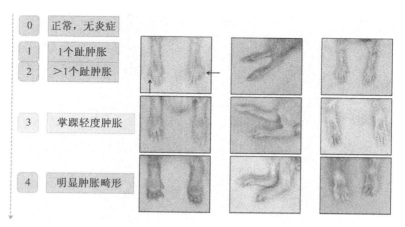

图 6-2-2　小鼠关节炎评分

（2）测量厚度。自加强注射后起，每 5 天用游标卡尺测量小鼠前足腕关节、后足踝关节厚度，测量方法如图 6-2-3 所示。

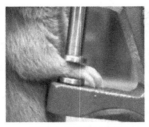 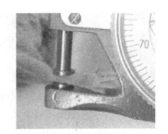

前足腕关节厚度测量　　　　　　　　后足踝关节厚度测量

图 6-2-3　小鼠关节厚度测量方法

五、注意事项

1. 关于 C Ⅱ 的操作都须注意低温，如乳化须在冰上操作。

2. C Ⅱ 溶液要避光保存，同时尽量避光操作。

目前针对不同种动物有很多诱导 RA 模型的方法，但这些方法大多只能模拟部分病理机制，且主要模型动物为大鼠、小鼠和兔，它们都是啮齿类动物，与人的种属存在很大的差异。因此根据具体实验研究的机制，需要选择不同的造模方法，动物物种的选择，胶原和佐剂的制备、用量及注射部位等均须考虑。如果能探寻到一种与人种属相近的、相对经济且易造模的、能够全面反映 RA 特点的动物模型，那对 RA 的研究会有极大的促进作用。

六、思考题

1. 当关节出现红肿后，有哪些方法能判断该小鼠确实是发生了 RA，而非其他因素造成的关节炎？

2. 处死小鼠后可以用哪些方法来评判 RA 的严重情况？

推荐阅读文献：

［1］INGLIS J J，ŠIMELYTE E，MCCANN F E，et al. Protocol for the induction of arthritis in C57BL/6 mice ［J］. Nat Protoc，2008，3（4）：612-618.

［2］HU S L，CHANG A C，HUANG C C，et al. Myostatin promotes interleukin-1beta expression in rheumatoid arthritis synovial fibroblasts through inhibition of miR-21-5p ［J］. Front Immunol，2017，8：1747.

（施　勤　林　俊）

医学免疫学实验技术

实验三　葡聚糖硫酸钠诱导的小鼠溃疡性结肠炎模型的构建

一、目的要求

1. 掌握葡聚糖硫酸钠（DSS）诱导的溃疡性结肠炎模型的构建方法。
2. 了解 DSS 诱导的溃疡性结肠炎模型的原理和特点。

二、实验原理

炎症性肠病（inflammatory bowel disease，IBD）是一种病因尚不十分清楚的慢性非特异性肠道炎症性疾病，包括溃疡性结肠炎（ulcerative colitis，UC）和克罗恩病（crohn's disease，CD）。化学诱导型肠炎动物模型对于探讨 IBD 发病原因和机制具有重要作用。葡聚糖硫酸钠（dextran sulfate sodium，DSS）、三硝基苯磺酸（2，4，6-trinitrobenzene sulfonic acid，TNBS）、噁唑酮（oxazolone，Oxa）诱导的小鼠肠炎模型是目前应用广泛的肠炎模型。

DSS 对结肠上皮屏障完整性具有破坏作用，能够使肠黏膜通透性增加。通过饮用水将 DSS 以口服方式给予小鼠，导致以体重减轻、血性腹泻、小肠缩短、溃疡形成和中性粒细胞浸润为特征的严重结肠炎。DSS 结肠炎由 Th1/Th2 免疫机制介导。DSS 诱导的结肠炎模型临床和组织病理学特征与人类 UC 相似。根据用药时间及用药周期可构建急性和慢性两种结肠炎模型。

三、实验材料

1. 实验动物：C57BL/6 小鼠（雄性，6~8 周）。
2. 造模试剂：DSS（分子量 36000~50000）。
3. 联苯胺。

四、实验方法

1. 急性 DSS 结肠炎模型的诱导。

称重并标记各组 C57BL/6 小鼠。给造模小鼠饮用3%~5%的 DSS 水溶液，隔天更换新鲜 DSS 水溶液；未处理组小鼠饮用正常水。连续饮用 7 d。

2. 慢性 DSS 结肠炎模型的诱导。

第 1 天：称重并标记各组 C57BL/6 小鼠。给造模小鼠饮用 1%~3% 的 DSS 水溶液，未处理组小鼠饮用正常水，连续饮用 7 d。给造模小鼠隔天更换新鲜 DSS 水溶液。

第 8 天：给予造模小鼠更换新鲜不含 DSS 的饮用水。

第 22~26 天：重复第 1~5 天的操作。

第 29 天：给予造模小鼠更换新鲜不含 DSS 的饮用水。

第 43~47 天：重复第 1~5 天的操作。

第 50 天：给予造模小鼠更换新鲜不含 DSS 的饮用水。

3. 模型评价指标。

（1）疾病活动指数（disease activity index，DAI）评分。

从三个方面进行 DAI 评估打分，分别为体重、粪便黏稠度、粪便潜血等指标，评分细则见表 6-3-1。粪便隐血检测采用联苯胺法。DAI 评分为三个指标之和。

表 6-3-1　DAI 评分细则

评分	体重下降百分比	粪便黏稠度	粪便潜血
0	0	正常	阴性（－）
1	1%～5%	松散软便	隐血阳性（＋）
2	5%～10%	黏液样便	隐血强阳性（＋＋）
3	10%～20%	稀液状便	深蓝隐血最强阳性（＋＋＋）
4	>20%		肉眼血便

（2）组织学变化评分。

溃疡形成个数：无——0 分；1 个溃疡——1 分；2 个溃疡——2 分；3 个溃疡——3 分；>3 个溃疡——4 分。

上皮细胞变化：正常——0 分；杯状细胞缺失——1 分；杯状细胞大面积缺失——2 分；隐窝缺失——3 分；隐窝大面积缺失或息肉状再生——4 分。

炎症浸润：无——0 分；隐窝周围浸润——1 分；黏膜肌层出现浸润——2 分；黏膜肌层普遍浸润，黏膜增厚——3 分；黏膜下层浸润——4 分。

淋巴结形成：无——0 分；1 个淋巴结——1 分；2 个淋巴结——2 分；3 个淋巴结——3 分；>3 个淋巴结——4 分。

组织学变化评分为上述各指标评分之和。在急性结肠炎模型中，淋巴结形成不做评分。组织学分析的标准方法为 HE 染色。

（3）结肠长度。

急性结肠炎模型中，第 8 天可观测到结肠长度缩短；慢性结肠炎模型中，结肠长度缩短更加明显。

五、注意事项

DSS 溃疡性结肠炎动物模型构建应先进行预实验，摸索建模条件。出现体重减轻、稀便、腹泻、血便或粪便潜血、溃疡可视为造模成功。若致死率高，则可能原因是 DSS 浓度太高，应降低 DSS 给药浓度。若小鼠无肠炎症状或炎症程度较低，则可能原因是 DSS 浓度太低，建议升高 DSS 给药浓度。

六、思考题

DSS 诱导的小鼠溃疡性结肠炎动物模型的临床和组织病理学特征是什么？

推荐阅读文献：

[1] WIRTZ S, NEUFERT C, WEIGMANN B, et al. Chemically induced mouse models of intestinal inflammation [J]. Nature Protocols, 2007, 2 (3)：541-546.

［2］NAVA P，KOCH S，LAUKOETTER M G，et al. Interferon-γ regulates intestinal epithelial homeostasis through converging β-catenin signaling pathways ［J］. Immunity，2010，32：392-402.

（居颂文）

实验四　小鼠实验性自身免疫性脑脊髓炎模型的建立

一、目的要求

1. 熟悉小鼠实验性自身免疫性脑脊髓炎和多发性硬化症的发病机制。
2. 了解小鼠实验性自身免疫性脑脊髓炎模型的建立方法及应用。

二、实验原理

小鼠实验性自身免疫性脑脊髓炎（experimental autoimmune encephalomyelitis，EAE）可作为人类多发性硬化症（multiple sclerosis，MS）、急性播散性脑脊髓炎等疾病的动物模型。MS 是人类最常见的脑和脊髓自身免疫性脱髓鞘疾病，自身反应性 T 细胞对中枢神经系统髓鞘和少突胶质细胞进行自身免疫性攻击，引起细胞因子失衡，髓鞘微环境改变，最终导致神经元的破坏。其首发症状多为单个或多个肢体无力，MS 不仅可造成神经系统损害，严重者还可危及生命。小鼠 EAE 会导致小鼠进行性后肢瘫痪，为我们研究 T 细胞介导的人类脱髓鞘疾病的发病机制及其免疫调节、诊断、治疗和预防复发提供了很有价值的模型。早在 1933 年，Rivers 等采用多次肌肉注射兔脑提取物的方法，首次成功建立了 EAE 模型。

某些髓鞘抗原如髓鞘碱性蛋白（MBP）、蛋白脂蛋白（PLP）或寡树突胶质细胞糖蛋白（MOG）均可诱发 EAE。不同鼠类的 EAE 易感性不同，我们常用 Lewis 大鼠及 SJL 小鼠来诱导 EAE。本实验介绍以 $PLP_{139\sim151}$ 为神经源性抗原诱导 SJL 小鼠发生 EAE 的方法。

三、实验材料

1. 雌性 SJL 小鼠（5~8 周龄）。
2. 不完全弗氏佐剂（IFA）。
3. 神经源性抗原 $PLP_{139\sim151}$（2 mg/mL）。
4. 结核分枝杆菌 H37Ra（4 mg/mL）、百日咳毒素。
5. 18G 和 25G 注射器针头、1 mL 玻璃注射器（Leur-lok 塞）、试管、剪刀等。

四、实验方法

1. 将 40 mg 结核分枝杆菌 H37Ra（4 mg/mL）与 10 mL 不完全弗氏佐剂（IFA）混合制成完全弗氏佐剂（CFA）。
2. 制备神经源性抗原 $PLP_{139\sim151}$ 与 CFA 的乳化剂：将 1mL $PLP_{139\sim151}$（2 mg/mL）与

1 mL CFA 混合，用玻璃注射器反复乳化（18G 注射器针头连接 1 mL 玻璃注射器，反复抽吸）。

3. 抽取乳化剂 1 mL，用 25G 注射器针头进行免疫。

4. 在小鼠背部区域分三点皮下注射共 0.1 mL 乳化剂：一处在背部中线与两肩之间连线的交点，另外两处在下背部的中线两侧。

5. 监测小鼠的发病情况。根据 EAE 临床评分标准每天记录。

EAE 临床评分标准：

0 分：正常小鼠。

1 分：举起小鼠时，小鼠尾巴不能卷曲，或后肢无力，呈鸭步态。

2 分：举起小鼠时，小鼠尾巴不能卷曲，并且后肢无力，呈鸭步态。

3 分：后肢偏瘫，但用后肢仍可移动肢体。

4 分：后肢完全瘫痪，仅能用前肢移动肢体。

5 分：濒死状态或死亡。

五、注意事项

不同的抗原诱导 EAE 所需剂量不同，小鼠的来源及年龄也影响其发生 EAE 的敏感性。

六、思考题

EAE 可作为哪些疾病的研究模型？

推荐阅读文献：

[1] MILLER S D, KARPUS W J, DAVIDSON T S. Experimental autoimmune encephalomyelitis in the mouse [J]. Curr Protoc Immunol, 2010, Chapter 15：Unit 15.1.

（李　扬）

附录 缩略词表

英文缩写	英文全称	中文全称
A	aminopterin	氨基蝶呤
ALP	alkaline phosphatase	碱性磷酸酶
Annexin-V	annexin-V protein	膜联蛋白V
APC	allophycocyanin	别藻青蛋白
BCIP	5-bromo-4-chloro-3-indolyl phosphate	5-溴-4-氯-3-吲哚-磷酸
BMSC	bone marrow mesenchymal stem cell	骨髓间充质干细胞
BrdU	5-bromo-2′-deoxyuridine	5-溴脱氧尿嘧啶核苷
BSA	bovine serum albumin	牛血清白蛋白
CAR	chimeric antigen receptor	嵌合抗原受体
CAR-T	chimeric antigen receptor T-cell immunotherapy	嵌合抗原受体T细胞免疫疗法
CBA	cytometric bead array	流式细胞小球微阵列术
CCK-8	cell counting kit-8	细胞增殖/毒性检测试剂盒
CD	cluster of differentiation	分化群
CEA	carcinoembryonic antigen	癌胚抗原
CFA	complete Freund's adjuvant	完全弗氏佐剂
CFSE	5,6-carboxyfluorescein diacetate succinimidyl ester	羟基荧光素二醋酸盐琥珀酰亚胺脂
CIA	collagen-induced arthritis	胶原诱导的类风湿性关节炎
CII	collagen II	II型胶原
CK	cytokine	细胞因子
CM	costimulatory molecule	共刺激分子
ConA	concanavalin A	刀豆蛋白A
DAB	diaminobenzidine	二氨基联苯胺
DAI	disease activity index	疾病活动指数
DAPI	4′,6-diamidino-2-phenylindole	4′,6-二脒基-2-苯基吲哚

英文缩写	英文全称	中文全称
DC	dendritic cell	树突状细胞
DMEM	dulbecco's modified eagle medium	完全培养基
DMSO	dimethylsulfoxide	二甲基亚砜
DNA	deoxyriboNucleic acid	脱氧核糖核酸
Dnase	deoxyribonuclease	脱氧核糖核酸酶
DSS	dextran sulfate sodium	葡聚糖硫酸钠
EAE	experimental autoimmune encephalomyelitis	实验性自身免疫性脑脊髓炎
EDTA	ethylene diamine tetraacetic acid	乙二胺四乙酸
EGF	epidermal growth factor	表皮生长因子
ELISA	enzyme linked immunosorbent assay	酶联免疫吸附测定
ELISPOT	enzyme linked immunospot assay	酶联免疫斑点分析
ES	embryonic stem cell	胚胎干细胞
FACS	fluorescence activated cell sorting	流式细胞荧光分选技术
FBS	fetal bovine serum	胎牛血清
FCM	flow cytometry	流式细胞术
FCS	fetal calf serum	胎牛血清
FITC	fluorescein isothiocyante	异硫氰酸荧光素酯
FL	Flt3 ligand	Flt3 配体
Flt3	Fms-like tyrosine kinase-3	Fms 样酪氨酸激酶 3
FMO	fluorescence minus one	荧光扣除对照
FSC	forward scatter	前向散射光
G1	gap phase	间隙期
GFP	green fluorescent protein	绿色荧光蛋白
GM-CSF	granulocyte-macrophage colony stimulating factor	粒细胞-巨噬细胞集落刺激因子
H	hypoxanthine	次黄嘌呤
HBSS	Hanks balanced salt solution	Hanks 平衡盐溶液
HGPRT	hypoxanthine-guanine phosphoribosyltransferase	次黄嘌呤鸟嘌呤磷酸核糖转移酶
HLA	human leukocyte antigen	人类白细胞抗原
^{3}H-TdR	^{3}H-thymidine riboside	氚标记的胸腺嘧啶核苷

英文缩写	英文全称	中文全称
IBD	inflammatory bowel disease	炎症性肠病
IFA	incomplete Freund's adjuvant	不完全弗氏佐剂
IFN-γ	interferon-γ	干扰素 γ
Ig	immunoglobulin	免疫球蛋白
IHC	immunohistochemistry	免疫组织化学技术
IL	interleukin	白细胞介素
Iono	ionomycin	离子霉素
IP	immunoprecipitation	免疫沉淀
iTreg	inducible Treg	诱导性调节 T 细胞
LPS	lipopolysaccharide	脂多糖
M	metaphase phase	分裂期
mAb	monoclonal antibody	单克隆抗体
MACS	magnetic cell sorting	磁珠细胞分选
MBP	myelin basic protein	髓鞘碱性蛋白
MEF	mouse embryo fibroblast	小鼠胚胎成纤维细胞
MHC	major histocompatibility complex	主要组织相容性复合体
MLC	mixed lymphocyte culture	混合淋巴细胞培养
MLR	mixed lymphocyte reaction	混合淋巴细胞反应
MMC	mytomycine C	丝裂霉素 C
MMP	matrix metalloproteinase	基质金属蛋白酶
MMR	mannose receptor	甘露糖受体
MOG	myelin oligodendrocyte glycoprotein	寡树突胶质细胞糖蛋白
MOI	multiplicity of infection	感染复数
MS	multiple sclerosis	多发性硬化症
MTT	3-(4,5-dimcthylthioazol-2-yl)-2,5-diphenyl-tetrazolium bromide	3-(4,5-二甲基噻唑-2)-2,5-二苯基四氮唑溴盐
MΦ	macrophage	巨噬细胞
NBT	nitro-blue-tetrazolium	四唑硝基蓝
NC	nitrocellulose filter membrane	硝酸纤维素膜
NOS2/iNOS	inducible nitric oxide synthase	诱导型一氧化氮合酶
nTreg	nature Treg	自然调节 T 细胞
OD	optical density	光密度

英文缩写	英文全称	中文全称
Oxa	oxazolone	恶唑酮
pAb	polyclonalantibody	多克隆抗体
PAGE	polyacrylamide gel electrophoresis	聚丙烯酰胺凝胶电泳
PBMC	peripheral blood mononuclear cell	外周血单个核细胞
PBS	phosphate buffer saline	磷酸盐缓冲液
PCD	programmed cell death	细胞程序性死亡
PCR	polymerase chain reaction	聚合酶链式反应
PE	P-phycoerythrin	藻红蛋白
PFU	plaque forming unit	空斑形成单位
PHA	phytohaemagglutinin	植物血凝素
PI	propidium iodide	碘化丙啶
PLP	protein lipoprotein	蛋白脂蛋白
PMA	12-O-teteadecanoylphorbol-13-acetate	佛波酯
PMA	phorbol 12-myristate 13-acetate	佛波肉豆蔻醋酸
POPOP	1,4-bis［2-(5-phenyloxazolyl)］benzene	1,4-双［2-(5-苯基恶唑基)］苯
PPO	2,5-diphenyloxazole	2,5-二苯基恶唑
PS	phosphotidylserine	磷脂酰丝氨酸
PVDF	polyvinylidene fluoride	聚偏二氟乙烯
PWM	pokeweed mitogen	美洲商陆
qPCR	real-time quantitative PCR detecting system	实时定量基因扩增荧光检测系统
RA	rheumatoid arthritis	类风湿性关节炎
RPMI	Roswell Park Memorial Institute	洛斯维·帕克纪念研究所
RT-PCR	reverse transcription-PCR	逆转录PCR
S	synthesis phase	合成期
SDS	sodium dodecyl sulfate	十二烷基硫酸钠
SPA	staphylococcal protein A	葡萄球菌A蛋白
SSC	side scatter	侧向散射光
T	thymine	胸腺嘧啶
TAM	tumor associated macrophage	肿瘤相关巨噬细胞
TdT	terminal-deoxynucleotidyl transferase	脱氧核糖核苷酸末端转移酶

医学免疫学实验技术

英文缩写	英文全称	中文全称
TEMED	tetramethylethylenediamine	四甲基二乙胺
Tfh	follicular helper T cells	滤泡辅助性 T 细胞
Tfr	follicular regulatory T cells	滤泡调节性 T 细胞
TK	thymidine kinase	胸苷激酶
TMB	tetramethylbenzidine	四甲基联苯胺
TNBS	2,4,6- trinitrobenzene sulfonic acid	三硝基苯磺酸
TNF-α	tumor necrosis factor-α	肿瘤坏死因子-α
Treg	regulatory T cell	调节性 T 细胞
TRP-2	tyrosinase-related protein-2	酪氨酸酶相关蛋白
TUNEL	terminal-deoxynucleotidyl transferase mediated nick end labeling	脱氧核糖核苷酸末端转移酶介导的缺口末端标记法
UC	ulcerative colitis	溃疡性结肠炎
WB	Western-blot	蛋白质免疫印迹法